BRAIN

How To Train Your Brain According To The Best And Latest Neuroscience

一流の頭脳

精神科医
アンダース・ハンセン
御舩 由美子［訳］

サンマーク出版

はじめに――驚異的な「脳のアップグレード」を可能にする科学が実証した世界最新ノウハウ

両手でこぶしをつくり、向かい合わせにしてみよう。それが、あなたの脳の大きさだ。重さは、牛乳の紙パック1本分ほどだろうか。**その小さなかたまりのなかに、あなたがこれまでに感じたことや、経験したことのすべてが詰まっている**――そう考えてみよう。

あなたという人間の個性。今までに習得したあらゆるもの。そして記憶――3歳の夏のぼんやりした思い出に始まり、児童期、思春期、やがて大人になって、この本を読んでいるまさに今この瞬間までの、ありとあらゆる記憶がそこにあるのだ、と。

何もかもが蓄積されたそのかたまりは、私たちの知るなかで宇宙一複雑な構造を持つ物質といえるだろう。

ところがエネルギーの消費量は、わずか電球1個分ほどだという。

脳とは誰をも引きつけてやまない、じつに興味深い器官といえるのではないだろうか。

それ以外の器官の働きについては、かなり前からわかっていたものの、脳だけは依然として謎に包まれていた――ただし、これまでは、である。

近年、様々な検査機器が開発されたおかげで驚くほど多くの謎が解明されている。脳の働きについて詳細にわかってきたのである。

今では、脳は私たちの一部ではなく、脳が私たち自身なのだという事実に疑いを持つ人はいない。

脳の研究が進んだことにより、人間の個性が生物学的にいくらか解明されていることは事実だが、だからといって、その人がどのような人生を送るかまで決まるわけではない。脳は思いのほか柔軟であることが様々な研究によって明らかにされており、それは子どものみならず大人にもいえるという。

脳のなかでは絶えず新しい細胞が生まれ、互いにつながったり、離れたりしている。**あなたが何かをするたびに、それどころか何かを考えるだけでも、脳は少しだけ変わる。**たとえるなら、それは固まらない粘土のようなものだろう。

では、どうすればこの「粘土」を、あなたにとってベストな形に変えられるのだろうか。

じつは**身体を動かすことほど、脳に影響をおよぼすものはない。**これが本書のテーマであり、**とりわけ効果の高い身体の動かし方とそのメカニズム**をお伝えすることが、この本のねらいだ。

運動をすると気分が爽快になるだけでなく、集中力や記憶力、創造性、ストレスに対する抵抗力も高まる。そして情報をすばやく処理できるように——つまり思考の速度が上がり、記憶のなかから必要な知識を効率的に引き出せるようになる。

また特別な「脳内ギア」を入れることで、混乱した状況下で意識を集中させ、心が乱れていても平常心を取り戻すことができる。運動によってＩＱ（知能指数）が高くなるという説さえあるのだ。

トーマス・エジソンの**「身体の主たる機能は、脳を持ち運ぶこと」**という言葉は、言い得て妙といえるだろう。

腕を鍛えたければ脚ではなく腕のトレーニングをするのだから、脳も同じはず。

私たちはそう考えて、クロスワードパズルや記憶力のトレーニング、様々な脳トレ・メソッドで頭を鍛えようとする。しかし結論からいえば、効果はあまり期待できない。

脳の機能を高めるには戦略的に運動をするほうが、パズルや脳トレよりはるかに効果があることを、研究成果がはっきりと証明している。驚いたことに、脳は頭を働かせようとするより、身体を動かすことでこそ威力を発揮する器官らしいのだ。

本書では、運動が脳におよぼす絶大な効果を紹介し、その理由についても説明する。効果のなかには、すぐに実感できるもの、たとえばウォーキングやランニングをしてすぐに違いを感じるものもあれば、少なくとも1年は続けないとわからないものもある。だが、運動で脳の様々な働きが改善されることは、科学の研究によりはっきりしている。

具体的に何をすればいいのかも、詳しくお教えしよう。

これは、まさに「脳のアップグレード」にほかならない。

本書の流れは次のとおり。

まずは第1章で**脳そのものが物理的に変えられる**ことを明かしたい。もちろん、「物理的に脳が変化すると、どんなうれしい効能が得られるのか」も一緒に、だ。

そして続く第2章では、コンディショニングを妨げる大敵**「ストレス」**を脳から取り除き、パフォーマンスの基礎値を高める方法について。

第3章では**「集中力」**について説明する。

そして、**「やる気」**（ここでとっておきの脳内物質が登場する！）**「記憶力」「クリエイティビティ」「学力」「脳の健康度」**を高める方法について1章ずつ説明したのち、より「一流の頭脳」プログラムをスムーズに実践するための知識をお教えしたい。それは**「脳の秘密」**ともいえる、これまで明かされることのなかった「あなたに関する極秘情報」である。

そして最後に、「一流の頭脳」をつくるためのプログラムをまとめて締めくくる構成で本書は進んでいく。

最初にお伝えしておきたいのは、本書では**科学的根拠なき話はできるだけ書かない**ということ。

私は**ノーベル生理学・医学賞を選定する機関「カロリンスカ研究所」**でリサーチャーとして活動し、幸いにも脳研究の最前線に身を置くことができた。

また、精神科医になってからは蓄えた知識をより実践型にアップグレードし、患者のみなさんに実際に試してもらうことで日々効果を確認している。

本書でお伝えするのは、まさに脳のアップグレードに成功した「実践型の情報」にほかならないことを、初めにお約束したい。

とはいえ、あなたはすでに、「身体を動かすことは人生をより有意義なものに変える」という事実をご存じかもしれない。

しかし、そう頭で思っていても、なかなか実行に移せないのはなぜだろう？

なぜ運動が脳に変化をもたらすのか、どんな研究が行われてどのような結果からそれが導き出されるのか——これまで明かされることのなかった科学的裏づけをお伝えし、納得したうえで身体を動かす一歩を踏み出してもらうことが、本書の役割だと思っている（かといって、難しい専門書ではないのでご安心を）。

医学や科学のエビデンスから脳に関する秘密を紐解く本なので、「前頭葉」や「側頭葉」といった用語が登場するが、医学部生でないかぎり、本書中では「脳のある部分」くらいに受け止めてもらえれば、と思う（たとえば、「後頭葉」なら「脳の後ろあたりね」といった具合に）。それでも引っかかったときは、巻末に用語集を掲載したので、確認していただければ幸いだ。

あなたの頭脳に隠されたパワーをフルに引き出すプログラム、さあお楽しみあれ！

アンダース・ハンセン

一流の頭脳
目次

第2章

脳から「ストレス」を取り払う

あらゆるパフォーマンスの基礎値を高める算段

第3章 カロリンスカ式「集中力」戦略
圧倒的な成果を手にする「没頭する技術」

第4章

「やる気」の最新科学

目標まで迷うことなく一気に突き進む

第5章
「記憶力」を極限まで高める
試験、ビジネス、運動……他者と顕著に差が出るのはここ！

脳細胞の復活劇……191

第6章

頭のなかから「アイデア」を取り出す

最新リサーチが実証した「ひらめきの生み方」

第7章
「学力」を伸ばす
才能を一気に開花させる最良の方法

第9章
超・一流の頭脳
あなたを劇的に変える「脳の機密情報」

装丁　井上新八
本文デザイン　荒井雅美（トモエキコウ）
DTP　山中　央
編集協力　株式会社リベル
　株式会社鷗来堂
翻訳協力　久山葉子
編集　梅田直希（サンマーク出版）

第 1 章

自分を変える「ブレイン・シフト」

「あなた」に関する、知られざるとっておきの秘密

「身体の主たる機能は、脳を持ち運ぶことである」

トーマス・A・エジソン（偉大な発明家）

あなたがタイムマシンに乗り込んだとしよう。操縦席に座り、行き先を紀元前1万年前に合わせ、マシンを始動させた。マシンが音を立てて揺れはじめたかと思うと、いきなり猛スピードで1万2000年もの時空を超え、あなたは一瞬にして過去の時代に移動している。おそるおそるカプセルから出てあたりを見まわすと、獣の皮を身にまとった人間たちが立ちつくし、こちらを見て仰天している。

そんな人間たちを目の当たりにして、最初に何を感じるだろうか。

「どう見ても〝原始人〟だ。獲物を追いつめて仕留めることはできても、高度な思考力があるようにはとても見えない」

そんな印象を受けるだろうか。

そう結論づけてしまうのは何ともたやすいが、じつのところ彼らは、**あなたとほとんど変わらない**。

もちろん、話す言葉や経験してきたことはまったく違う。

それでも身体の機能は、頭からつま先まで何一つ変わらない。認知機能や感情も、そっくり同じものが備わっている。

じつは、**私たち人類は1万2000年前からほとんど変わっていない**のである。

原始人と現代人の知能レース

いっぽう生活習慣は、ここ100年だけを見ても激変した。まして1万2000年前と比べれば、信じられないほどの変わりようだ。

現代に生きる私たちは、物に囲まれて快適に暮らし、原始時代の人々が想像すらできないようなテクノロジーを駆使した道具を使っている。

社会環境もまるで違う。おそらく、私たちは彼らが一生かけて出会う数の人間に、たった1週間で出会っているはずだ。

あなたの生活習慣と目の前に立っている原始時代の人々の生活習慣には、もう一つ根本的な違いがある。原始時代の人々は、あなたよりもはるかによく動くという点である。

長い歴史を振り返れば、それは1万2000年前にかぎらない。何百万年もの間、私たちの祖先は、現代人よりもはるかに活発に動きまわっていた。

理由は単純だ。人類の歴史において、ほとんどの時代、身体を動かさなければ食料を手に入れることも、生き延びることもできなかったからだ。そのため、**私たちの身体は動くのに適したつくりになっている。**

そして、**脳も例外ではない。**

100年でも長いと感じるのだから、1万2000年となれば永遠のような気がするに違いない。だが生物学的な見地に立てば、それはほんの一瞬でしかない。どんな種も、進化の過程においては、大きな変化が起こるまでに途方もない年月がかかるという。

それは人類も同じ。つまり、私たちの脳は100年経っても1万2000年経っても、さほど大きく変化していない。

生活習慣は一変し、その結果、もともと身体が適応していた生活からはますます遠ざかってしまったが、あなたや私の脳は、今もまだサバンナで暮らしている。そして、私たちが活発に動くことに、頭脳は何より敏感に反応する。

もはや食料を調達するために狩りに出かける必要はなく、インターネットで注文までできる時代だ。それでも、ほんの少し祖先の生活に近づけば——**つまり身体をもっと動かせば、私たちの脳は、今よりもずっと効率よく働いてくれる**ことだろう。

「脳のアップグレード」が実現可能な科学的根拠

私はこれまで、何千という研究論文を読んできた。そのなかで何より興味を引かれ、医学や健康にかぎらず人生に対する考え方まで変わるきっかけとなった論文がある。

それは、60歳の被験者およそ100人の脳をMRI（磁気共鳴断層撮影装置）で調べた研究について書かれたものだ。

MRIは、脳の研究者にとってはまさに奇跡の技術といえる。なぜなら、この機器は私たちが別世界に足を踏み入れるための扉を開けてくれたからだ。

MRIの恩恵により、身体にメスを入れずに頭蓋骨の蓋を開け、画像を通して頭蓋内を覗き、人間が思考したり作業に取り組んだりしているときに脳がどのように働くのかをリアルタイムで調べられるようになった。

この100人の脳の調査の目的は、加齢が脳におよぼす影響を解明することにあった。皮膚や心臓や肺と同じく、脳も老化する。

では、どのように老化するのだろうか。老化を遅らせる手立てはないのだろうか。ひょっとして定期的に身体を動かせば、老化という流れを変えられるのではないだろうか。

研究者たちがこうした疑問を抱いたのは、ある動物実験がきっかけだった。ケージで飼育されているマウスのうち、**回し車をこいだマウスは脳の老化が遅い**ことがわかったのである。

これらの疑問に答えを出すため、研究者は60歳の被験者たちを2つのグループに分けた。一つは週に数回の頻度でウォーキングを1年間続けるグループ。もう一つは、同じ頻度で心拍数が増えない程度の軽い運動を続けるグループだ。実験に先立ち、ウォーキングのグループと軽い運動のグループはどちらもMRIによる脳の検査を受け、1年後にもう一度チェックを受けた。

脳の働き方を調べるため、被験者は各種の心理テストを受けながらMRIによって脳を観察された。その画像によって、脳の領域が個別に活動することや、側頭葉が後頭葉や前頭葉と複雑に連携しながら（要は脳内でいろいろ連携しながら）活動していることが明らかになった。

だが何より大きな発見は、2つのグループがまったく異なる結果を示したことである。ウォーキングを1年間続けた被験者たちは健康になったばかりでなく、脳の働きも改善していた。MRIの画像は、脳葉の連携、とくに側頭葉と前頭葉、また側頭葉と後頭葉の連携が強化されたことを示していた。

簡単にいえば、脳の各領域が互いにより協調しながら働いていたということだ。脳全体の働きが1年前より向上していたのである。身体を活発に動かしたこと、つまり**ウォーキングが、何らかの作用によって脳内の結合パターンによい影響を与えた**のだ。

この研究報告には「意味」がある

この60歳の被験者のデータに加え、若い被験者の実験データも取られたが、やはり同様の結果が得られた。身体をよく動かした被験者の脳は、明らかに若返っていたのである。

1年間、加齢がまったく進んでおらず、それどころか生物学的にも強化されており、とりわけ前頭葉と側頭葉が強く連携していた。確かに、その領域は加齢の影響を最も受けやすいといわれている。そこに改善が見られたということは、加齢の進行が食い止められたといっていいだろう。

収穫はそれだけではなかった。おそらく、こちらのほうが重要である。

それは定期的なウォーキングが、実生活にもプラスの効果をおよぼす脳の変化をもたらしたことだ。心理テストの結果、「実行制御」と呼ばれる認知機能（自発的に行動する、計画を立てる、注意力を制御するといった重要な機能）が、ウォーキングのグループにおいて向上していたことがわかったのである。

要するに、**身体を活発に動かした人の脳は機能が向上し、加齢による悪影響が抑制され、むしろ脳が若返る**と判明したのだ。

ここで一旦、これまで読んだことを振り返り、もう一度じっくり考えてほしい。

ランニングで体力がつく、あるいはウェイトトレーニングで筋肉が増強できることは知っているはずだ。それと同じく、**運動によって脳は物理的に変えられる。**

脳の変化は、現代の医療技術で測定することができるので、そのことは確認済みだ。脳を変えれば、認知機能を最大限まで高められることもわかっている。

脳を変える話についてはのちほど詳しく述べるとして、まずは運動で脳が変わる根拠を探るために、脳の「仕組み」から見てみよう。脳をより効率的に働かせる方法については、そのあとで説明したほうが納得してもらいやすいだろう。

100兆もの「脳内連携」をフル稼働させる

脳は、これまで考えられていたより**はるかに変化しやすい**ことがわかっている。

よく「脳はパソコン」といわれるがとんでもない。あなたの頭のなかにあるものは、あらかじめ発達するよう遺伝的にプログラムされた、最先端の技術を搭載したコンピュータではない。それとは比べものにならないほど複雑にできているのだ。

そこには、およそ1000億の細胞がひしめいている。そして、それぞれの細胞が、ほかの何万個もの細胞とつながっている。

そうなると、**つながりの総数は少なくとも100兆**はあることになる。銀河系や、ほかの星雲の星の１０００倍以上の数だ。頭のなかに宇宙があるというと、ニューエイジ的な思想のように聞こえるかもしれない。だが脳は、まさに内なる宇宙にほかならないのである。

脳内では絶えることなく、古い細胞が死に、新しい細胞が生まれている。細胞と細胞がつながり、その回路が使われなくなると、つながりも消滅する。そしてつながりの強さは、脳がどのように構造を組み替えるかによって変化する。

脳は絶え間なく変わりつづける、この上なく複雑な生態系と考えていい。子どものころや、何か新しいことを学んだときだけでなく、変化は一生を通して続く。あらゆる感覚、あらゆる思考……何かを経験するたびにその痕跡が刻まれて、ほんの少しずつあなたは変わる。

今日の脳は、昨日の脳と同じではない。脳は、永遠に開発途中の未完成品なのである。

どうやら、私は間違っていた

脳細胞の数や脳の大きさで頭のよし悪しが決まると信じる人がいる。だが、それは誤りだ。最もわかりやすい例として、アルベルト・アインシュタインを挙げてみよう。**アインシュタインの脳は、平均的な脳より大きくも重くもなかった。**重さは１２３０グラムで、男性の脳の重さの平均値１３５０グラム（平均的な女性の脳の重さはそれより約１００グラム軽い）よりも軽かった。

また、かなり長い間、私は脳の働きのよし悪しは脳細胞のつながりの数で決まると考えていたが、それも誤りだった。

2歳児の脳細胞のつながりの数は、大人のそれよりもはるかに多い。そして成長するにつれてその数は減っていく。この「刈り込み」と呼ばれる過程により、**2歳から青年期までは1日で200億近くのつながりが消える**という。脳は使わない回路を切断しながら、新たに信号を伝えるための場所を空けているのだ。

そして、少し難しくなるが、脳科学的にいうと「同時に発火した神経細胞（ニューロン）同士が結合する」ことにより、新たな回路が生まれる。

だが、もし脳細胞の数や、そのつながりの数で脳の働きのよし悪しが決まるのでないとすれば、いったい何によって決まるのだろうか。

それは、私たちが様々な動作をしているとき（たとえば自転車に乗ったり、本を読んだり、夕飯に何を食べようかと考えていたりするとき）に脳が使う、**〝機能ネットワーク〟と呼ばれる「プログラム」**によって、である。

あなたの脳には、「泳ぐためのプログラム」や「自転車に乗るためのプログラム」、「署名するためのプログラム」が保存されている。あらゆる動作がこの機能ネットワークによって制御され、基本的に、すべてのネットワークは脳の細胞同士のつながりの集合体で構築されている。

一つのプログラムだけでも脳の様々な領域の細胞が関わっており、プログラムがスムーズに実行処理されるためには――つまり、スムーズに泳いだり、自転車に乗ったり、署名したりするためには、**脳の各領域がしっかりと連携しなければならない**のだ。

「一流の頭脳」の判定基準

たとえば、あなたがピアノで簡単な曲を弾くとしよう。そのためには、脳のたくさんの領域が協調して働かなくてはならない。

まず、あなたはピアノの鍵盤を見る。すると、電気信号が目から視神経へと伝わって、後頭葉の一次視覚野と呼ばれる部分に運ばれる。それと同時に運動皮質が指令を出して、手と指を動かす。ピアノの音が鳴ると、今度は聴覚皮質が音の情報を処理して、側頭葉と頭頂葉にある連合野へと信号を伝える。そして、信号が最後に届くのは、意識と高次脳機能をつかさどる場所「前頭葉」だ。あなたは自分が弾いた音を聴いて、音が間違っていれば弾き直すことに……つまり、**簡単な曲を弾くだけでも、これだけのことが必要**なのだ!

視覚と聴覚をつかさどる全領域と運動皮質、頭頂葉、前頭葉は、曲を演奏するプログラムのなかで、それぞれ役目を果たしている。練習すればするほど演奏はなめらかになり、脳のプログラムもスムーズに流れるようになる。プログラムがスムーズになることで動作のぎこちなさも修正されていく。

最初のうちは、弾いてもつかえてばかりで四苦八苦するだろう。プログラムの流れがぎこちなく、情報をすんなり処理できないため、脳の各領域は全力で目の前の作業に取り組まなくてはならない。練習したてのころ、鍵盤を弾くために苦労しながら極限まで意識を集中させる必要があるのは、そのためだ。


それでも練習を重ねるうちに、少しずつ楽になってくる。何度も繰り返していると、やがて別のことを考えながらでも弾けるようになる。

これは、曲を演奏するための脳のプログラムが、よどみなく情報を処理できるようになったからだ。

つまり「同時に発火したニューロン同士が結合」した——信号が同じネットワークを繰り返し通ることで、つながりが強化された——のである。いずれは、いちいち考えずにメロディーを弾けるようになるだろう。

「曲を演奏するためのプログラム」によって各領域の細胞が活動するとき、これらの領域はプログラムをうまく処理するために、固く連携していなくてはならない。

たとえば脳を、すべての部品がきちんとつながったコンピュータだと考えてみよう。部品同士の接続が悪いと、内蔵された部品のひとつひとつが正常に機能していてもコンピュータは作動しない。

つまり機能的にすぐれた脳とは、細胞がたくさんある脳でも、細胞同士がたくさんつながっている脳でもなく、**各領域（たとえば前頭葉や頭頂葉）がしっかりと連携している脳**なのだ。それがプログラムをスムーズに実行処理するための前提となる。

そして、ここが肝心なのだが、身体を活発に動かせばその連携を強化できる。運動によって脳に好ましい効果が数多くもたらされるのも、様々な領域が強く連携していることが基本条件なのだ。それについて、これからお話ししよう。

あなたの頭脳は「プラス」か「マイナス」か

脳の領域の連携が強い、あるいは弱いなどという話は、いささか耳慣れないかもしれない。しかし研究によれば、人によって認知能力に差があるのは、それが理由だという。近年、この分野の研究において、興味深い事実が発見された。

数百人の被験者の脳を最先端の技術によって検査した結果、**プラスの特質**——たとえば**「記憶力がすぐれている」「集中力がある」「教育水準が高い」「飲酒や喫煙に対する自制心が強い」などの特質を備えた被験者は、脳の各領域がしっかりと連携**していた。

いっぽう、「かっとなりやすい」「過剰な喫煙」「アルコールや薬物への依存」など、マイナスの特質を持つ人々には正反対のパターンが見られた。脳内の連携がよくなかったのである。

プラスの特質の多くが脳に同じパターンの痕跡を残し、マイナスの特質はそれと逆のパターンの痕跡を残していた。いってみれば、**私たちは生活習慣によって、プラス・マイナス軸上のどちらに脳が属するかが決まる**のである。この研究チームは、「脳の連携パターンを見れば、その人がどのような生活を送っているか、ほぼわかる」と考えている。

では記憶力や教育水準の高さ、飲酒に対する自制心のほかにも、このプラス・マイナス軸のプラス側に属する特質はあるのだろうか。

もちろん、ある。身体のコンディションだ。

一流と二流を分ける「ほんの些細な誤解」

ここで一息。こんな研究は独断的、あるいはエリート主義的だと思うだろうか？

確かに、プラス・マイナス軸の話を持ち出すだけでも、人間にある種の優劣をつけていると思うだろう。そう解釈したくなるのもよくわかるが、それは誤解だ。

第一に、生まれ持った性質で脳の連携パターンや、軸のどちら側に属するかが決まるわけではない。それを決めるのはあくまで生活習慣だ。私たちはみずからの選択によって、これまで考えられていたよりもはるかに基本的なレベルで脳の機能を変えることができるのだ。

脳が一方的に、何を考え、何を行うかを決めるのではない。**私たちが考え、行うこともまた脳を変え、その機能を変える**ということだ。

脳を操作しているのは私たちであって、脳が私たちを操作しているのではない。だから、脳の各領域の連携を強化するためには、脳の仕組みを理解したうえで、定期的に運動することが何より重要なのだ。

そして、それによって身体が健康になることも、軸のプラス側に属することにつながるのである。

脳のアップグレードを「完遂」する

「子どものころに楽器を習っていればよかった。今からじゃもう遅すぎる」

多くの人が一度や二度、こんな思いを抱いたことがあるのではないだろうか。

事実、子どもの脳は驚くほど柔軟で、言葉でも運動技能でも、あらゆるものをたちどころに身につける。

とはいえ、なぜ子どもの脳は短期間でこれほどまでに多くのことを、しかも一見大した努力もせずに習得できるのだろうか。

子どもは、この世界で生きる術をすばやく身につける必要がある。そのとき脳内で見られるのは、脳細胞が互いに結合するだけでなく、それを切り離す**「刈り込み」**という驚異的な能力だ。そしてお気づきのとおり、のちの人生では決して戻らないような速さで、それは起きている。

変化という脳の特性は、脳科学の専門用語で**「神経可塑性《かそせい》」**というが、これは脳の最も重要な特質といっていい。なぜなら、子どものころほどに柔軟ではないにしても、**その特質が完全に失われてしまうことはない**からだ。今でも、それはそこにある——大人になっても、80歳になっても。

大人になっても脳が柔軟で変化しやすいことを確かめるため、ここで44歳のアメリカ人女性、ミシェル・マックの身に起きたことを見てみよう。彼女の類いまれな人生の物語が、研究者の認識を変え、人間の脳に備わる本物の可能性を教えてくれたのだ。

「脳が半分しかない女性」という最高の事例

ミシェル・マックは1973年11月、アメリカのヴァージニア州で生まれた。生まれてからわずか数週間後に、両親は異変に気づいた。ミシェルは物に視線を定めることができず、身体の動作も不自然で、とくに右腕と右脚を動かすことに支障があった。

両親は数えきれないほどの専門医のところにミシェルを連れていき、目を調べてもらった。

また脳性小児麻痺ではないかと診察も受けたが、症状は一致しなかった。医者は誰ひとり彼女の症状を説明できず、脳のレントゲン写真を撮っても原因はわからなかった。１９７０年代の初頭、現代の最先端技術であるＣＡＴスキャン（コンピュータＸ線体軸断層撮影）とＭＲＩは、まだ開発の初期段階だったのである。


ミシェルは3歳になっても歩くことができず、言葉も遅れていた。かかりつけ医は、もう一度Ｘ線検査を受けるよう勧めた。最初に検査を受けたときよりも診断技術が進歩していたからだ。

そして１９７７年、ＣＡＴスキャンの結果に両親と医師たちは愕然とした。**ミシェルの脳は、左半球がほぼ欠落していた**のである。ミシェルは、それまで半分の脳だけで生きていたことになる。おそらく胎芽の段階で、何らかの問題が起きたのだろう。

原因としては、生まれる前に脳卒中を起こした、または血流障害が生じて左の頚動脈が閉塞したため、脳の左半球に血液が流れなかったことなどが考えられた。どの医師も明確な答えを出せなかったが、判明した事実は動かしようがなかった。ミシェルの左脳は、90％以上欠けていたのである。

一般的に、左脳は分析や理論をつかさどり、数学的、言語的思考の中枢といわれている。いっぽう右脳は、芸術性や創造性をつかさどる場所とされている。現在では、この分け方はいささか大雑把すぎると考えられているが、間違いではない。

左脳が受け持つ役割を踏まえれば、ミシェルが抱える問題の多くが、突如として腑に落ちた。言葉を正確に話せないのも、言語を処理する領域が欠けていることで説明がつく。そして左脳は（反対側の）右半身の動作をつかさどるため、右腕と右脚を動かすのが難しいのも、何ら不思議はなかった。

しかし、注目すべきはミシェル・マックの幼少期ではなく、このあと彼女に起きたことである。**ミシェルは医師らが予想もしなかった速さで、欠けていた能力を見事に発達させた。**同年代の仲間よりいくらか動作は遅いが、歩くことも話すことも読むことも、ある程度は普通にできるようになった。

そして今、ミシェルは多くの点でごく一般的な生活を送り、パートタイムの仕事もこなしている。言語領域が欠けているにもかかわらず、普通の人と変わらず適切な言葉を選ぶことができる。右腕と右脚の動作は完全でないにしても、問題なく歩いている。

様々な検査によって、ミシェルは抽象的思考が不得意なことがわかったが、反面、驚くべき記憶力に恵まれていることも判明した。年月日を無作為に選んで何曜日か訊くと、彼女は即座に言い当てることができるのだ。たとえば、「2010年3月18日が何曜日か」と尋ねられれば、すぐに「木曜日よ」と答えられたのである。

頭が「いつもの2倍」働いた

ミシェルの右半球の脳は、本来なら左半球が扱うはずだった数々の仕事を一手に引き受けていた。過去には、そのような事例も小規模でならありうるとされていたが、脳がこれほどまでに大がかりに再構築されて、**失われた半分の機能を補える**とは、研究者の誰ひとり想像しなかった。

あまりに大規模な配置換えが行われたため、ミシェルの脳内は相当混み合った状態にあった。そのためにミシェルは視空間を認知できなかった。つまり、視覚によって距離感や空間の位置関係を正しくとらえることができなかったのだ。

通常、視空間を処理しているのは右脳（ミシェルの完全なほうの脳）だが、彼女の場合は右脳が本来の役割に加えて左脳の役割も担っていたため、通常の2倍の仕事をしなければならず、本来の仕事を充分にこなす余裕がなくなっていたのである。

ミシェルが特定の年月日の曜日を瞬時に答えられることは、決して偶然ではないだろう。私たちの右脳と左脳は、脳全体がバランスよく機能するように助け合っている。

だが、右脳も左脳も、単純に反対側に欠けているものを補うというわけにはいかない。もし、どちらかの特定の領域が極端に発達したら、脳は全体のバランスを保つために、もう片方の働きを抑え込んでしまう。つまり、**脳は特定の能力が極端に高くなったり低くなったりせず様々な能力が均一になるようにできている。**

とはいえ、右脳と左脳が互いに情報を伝達できない場合には、脳全体のバランスを犠牲にして、ある種の能力を開花させることもあるのだ。

「人間グーグル」と化した天才少年

まさに、それがキム・ピークに起きたことだった。

キム・ピークは、映画『レインマン』でダスティン・ホフマンが演じたレイモンド・バビットのモデルとなったアメリカ人男性だ。

彼は脳梁《のうりょう》と呼ばれる神経線維の束に損傷を受けた状態で生まれた。この束には、「脳の右半球と左半球を連結する」という重要な役目があるが、彼の場合は損傷のせいで連結が不完全だった。ピークは4歳になるまで歩くことができず、また重い発達障害もあると考えられたため、多くの医師が彼を施設に入れるように勧めた。

しかしミシェルと同様に、キム・ピークもまた、誰にも予想できなかった方法で障害を克服し、能力を発達させた。

5歳ごろに文字が読めるようになったピークは、本を1冊読み終えるたびに表紙を下にして置いた。家じゅうがあっという間に表紙を伏せた本でいっぱいになる様子を見て、ピークの両親は舌を巻いた。

ちょうどそのころからピークは**人並みはずれた記憶力**も発揮しはじめた。それはおそらく過去の実例のなかでも最たるものだろう。

ピークは、**読了した本およそ1万2000冊の内容を、何から何まで暗記していた**。くだらないことも難しい内容も、想像を超えるほど多くの知識を頭のなかに蓄えていたのだ。シエイクスピアの作品、アメリカ全土の郵便番号のリスト、イギリス王室についての情報など、ありとあらゆる知識である。

その上、ピークは本の左右のページを同時に読むことができた。左のページは左目で、右のページは右目で文字を追うことができたのである。また1ページをものの10秒で、1冊の本なら1時間で読み終えた。暇があれば公立図書館を訪れ、1日で8冊は読んだという。

もし「人間グーグル」と呼ぶべき人間がいるとすれば、まさにキム・ピークこそがふさわしい。

そしてミシェル・マックと同じく、ピークも特定の年月日の曜日を数十年後、あるいは数十年前であっても、たちまち言い当てることができた。

そのため、彼のもとには、自分の誕生日が何曜日かを尋ねる訪問客があとを絶たなかった。彼は、瞬時に正しい答えを言うだけではなかった。「あなたは日曜日に生まれました」と言ったあと、このように続けることさえできたのだ。「80歳になる日は金曜日ですよ」

コンピュータ並みの能力ゆえに、ピークには「キム・ピュータ」といったあだ名がつけられたが、そのじつ彼にとって生きていくことは決して容易ではなかった。

ピークは社交性に乏しかったうえ、1人で着替えることもできなかった。驚異的な記憶力を持ちながらも、知能指数は平均をはるかに下まわっていた。

ただし、寛大なピークは、神経科学者が訪ねればいつでも協力を惜しまなかった。そして、ほかに類を見ない彼の症例は、脳の記憶機能を解明する貴重な手がかりを与えてくれた。

現在では、ピークの並外れた記憶力は、左右の脳が連結しておらず、互いにバランスを取れないことが原因で発達したという説が有力だ。

「ブレイン・シフト」は〝魔法の出来事〟ではない

ミシェル・マックとキム・ピークの症例は異なるものの、両者には共通点がある。

ミシェルは脳の左半球が欠落しているが、ピークのように左右の脳が連結していないというわけではない。しかし脳が半分欠けていることが、左右の脳が連結していないときと同じ影響をもたらした可能性は高い。つまり、不完全ゆえにある種の能力が制御不能なほどに高まって、人間離れしたレベルにまで発達したのだ。

おそらく、この2人は神経可塑性――脳がみずからを再編成するという、すばらしい力を証明する最高の実例であろう。**脳の構造と機能を変えられることは、もはや疑いようのない事実**なのである。そしてミシェル・マックとキム・ピークだけでなく、あなたや私にも脳は変えられるのだ。

運動が脳に与える影響について紹介する本でありながら、この2人の話になぜここまでページを割くのかと不思議に思われるだろうか。理由はしごく単純である。脳は変えることができるという事実をまだ知らない多くの人たちに、何としても腑に落ちる形で知ってもらいたいからだ。

では、どうすれば脳は変わるのか。そこでやっと運動とトレーニングが関係してくる。

科学で「もっとも信頼できる」とされる方法で行う

脳の可塑性の研究においては、**身体を活発に動かすことほどに脳を変えられる、つまり神経回路に変化を与えられるものはない**ことがわかっている。しかも、その活動を特別に長く続ける必要はないという。じつをいえば、**20分から30分ほどで充分に効果がある。**

ランニングによって脳を変えるメカニズムには、ＧＡＢＡ（ギャバ、ガンマアミノ酪酸）と呼ばれるアミノ酸が関係している。

ＧＡＢＡは脳内の活動を抑制して変化が起こらないようにする、いわば「ブレーキ」の役目を担っている。しかし身体を活発に動かすと、そのブレーキが弱まる。**運動によって、ＧＡＢＡが脳を変えまいとする作用が取り除かれる**のだ。そうなると脳は柔軟になり、再編成しやすくなる。

脳を「固まらない粘土」と考えるなら、ＧＡＢＡのブレーキ作用が抑えられることで、粘土がより軟らかく、成形しやすくなるということだ。運動を習慣にしていれば、あなたの脳は「子どもの脳」に近くなっていくのである。

これで、脳がいかに変わりやすいか、また運動によって脳のプログラムが修正可能になり、プログラムがさらにスムーズに流れるようになることを理解してもらえただろうか。

これまでの科学の研究によって、脳の領域に関して多くの事実が解明されてきた。ここからは、そういった脳の領域について、とくに運動が脳の様々な機能におよぼす影響についてその影響別に詳しく見ていこう。

まずは、多くの現代人を悩ませているもの、「ストレス」だ。

Column

本当に脳は「10％」しか使われていない？

さあ、「人間は脳の10％しか使っていない」という神話に終止符を打とう。

もちろん、あなたが脳を10％しか使わずにこの1行を読むというのは、ありえない話ではない。また、脳の10％しか使わずにサイクリングをするのも、不可能ではない。だが、両者で使う領域は異なる。本当のところ、私たちは脳をすべて使っているが、何をしているかによって使う場所が異なるのだ。

今の科学では、脳が主な燃料であるブドウ糖と酸素を消費しながら、絶え間なく電気活動を行っている、つまり「脳は常に活動している」ことがわかっている。そして健康な脳であれば、休止している場所は一つとしてない。脳は、90％の能力を休止させておいたりはしないのだ。

様々な能力をつかさどる場所を自在に変えられるという脳の驚くべき力を考えれば——ミシェル・マックの症例を思い出してほしい——もし何もせずに休んだままでいる場所があれば、脳はたちまちその場所を上手に利用するはずである。

エネルギーの消費量という観点でも、脳が10%しか使われていないという説は、明らかに迷信だ。脳は相当な量のエネルギーを消費する。重さは全体重の2%にもかかわらず、身体が必要とするエネルギーの20%を使っているのだから。要するに脳以外の場所に比べて、1キロあたり10倍以上のエネルギーを消費しているのである。

進化の見地でいえば、これほど燃費の悪い器官は、必要でなければまず発達できなかったに違いない。エネルギーの消費量が大きい脳は、食料やそれを探すための時間が余計に必要になる。

もし本当に脳の90%が休止していたら、食料を探すための時間とエネルギーはとてつもなく無駄になる。それほどエネルギーを浪費するような種は、進化の長い過程において淘汰されていたに違いない。

第 2 章

脳から「ストレス」を取り払う

あらゆるパフォーマンスの基礎値を高める算段

「ストレスを感じるとき、脳内ではストレスホルモンが放出されている。それが何か月、何年と続いたら、身体は蝕まれ、精神も飲み込まれてしまうだろう」

ダニエル・ゴールマン（心理学者、心の知能指数「EQ」提唱者）

朝、私が目を開けた瞬間から、**「ストレス」**は始まる。いや、実際にはもっと早くから始まっているかもしれない。まるで脳が1日24時間、毎日少しも休まずにフル稼働しているような感覚といえばいいだろうか。日中は次から次へと押し寄せる、やるべきことに追われ、夜は夜で理由もなく湧きあがる不安や心配事にさいなまれている。なかでも最悪なのは眠りにつく直前だ。

こうして日々、慌ただしく過ごすなか、もう少し時間に余裕があればどんなにいいだろうかと思う。やるべき仕事を山ほど抱えているうえに幼い子ども2人の父親でもある私は、毎日、時間どおりに保育園に迎えにいけないため、常に罪悪感にとらわれている。そのあとも、予定を立てるべき案件が無数に待っている。時として、人生が単なる流れ作業のように思えることもある。

たとえ家庭や仕事において、やるべきことを山のように抱えていたとしても、ここまでストレスを感じなければ、すべてやりおおせられるとも頭ではわかっている。だが、ストレスに足を引っぱられて、八方ふさがりのような心境におちいってしまうのだ。

そして、ここ最近ストレスは増えるいっぽうだ。というよりも、ストレスをうまく処理できなくなっているというべきか。些細なことが思い出せず、ぼんやりと上の空でいたり……。先日など、レストランで昼食をとり、そのままノートパソコンを置いて店を出てしまった。オフィスに戻ってやっと気づいたのだが、パソコンがまだレストランにあったのは幸運としかいいようがない。こんなことは、以前はまったくなかった。

「見えない敵」が頭を鈍らせる

私が勤務する精神科の診療所に、37歳の男性が診察に訪れた。私は、男性にどんな悩みを抱えているのかと尋ねた。男性は些細なことで悩む自分を恥じるかのように、なかなか話をしようとしなかったが、やがて何もかも打ち明けてくれた。

その男性は数年にわたってストレスの症状に悩まされており、それがどんどん悪化しているという。睡眠障害を抱え、些細なことでかっとなることも増えていた。

それでも周囲の人には自分の苦悩をうまく隠してきた。妻と2人の子どもがいて、よい仕事にも恵まれ、広々としたアパートメントで暮らし……一見、何も悩むことなどなさそうだ。しかし、表向きは人生の成功の要素をすべて手にしていても、彼のなかでは何かがおかしくなっていたのである。

1時間ほど対話を続けてから、私はその男性に告げた。彼が長い間、相当なストレスの重圧下にあったと思われること。記憶力の低下や睡眠障害、パニック発作などの症状は、おそらくそれが原因であること。

　私は抗うつ剤による治療を提案したが、彼は薬を飲むのは気が進まないという。ほかに方法はないかと訊かれて、トークセラピーはたいていの人に効果がありますよと説明し、それと並行してランニングを取り入れた運動プログラムを勧めた。

　男性は怪訝な顔をした。「薬やセラピーなら、まだ話はわかります。**でもランニングだなんて。**いったいどうして、そんなものがストレスに効くんです？」


　ストレスで生じる様々な症状に悩まされているのは、この男性だけではない。

　今スウェーデンでは、病気休暇の最も多い理由がストレスだ。それはスウェーデン人にかぎらない。アメリカ心理学会によれば、アメリカ国内の成人の72％が重いストレスをたびたび経験し、そのために42％が不眠に悩まされているという。そして、その大半の人は、先ほどの37歳の患者のように、投薬やセラピーがストレスによる疾患の二大治療法であることを知っている。

　だが、最も効果があると思われる治療法がこの本のテーマ、つまり「運動」であることを、彼同様に多くの人が知らないのだ。ストレスによる疾患の治療と予防には、運動が目覚ましい効果をもたらすことが、研究によって立証されている。

　では、なぜ運動がストレスに効果を発揮するのだろうか。また、具体的にはどうすればストレスや不安から文字どおり〝走り去る〟ことができるのか。それをこれから説明しよう。

緊張すると「ドキドキ」するのはなぜ？

ストレスに立ち向かうためには、まずストレスとは何か、それがどういった影響力を持つのかを理解しておくべきだろう。

まずあなたの身体には、**「HPA軸（視床下部・下垂体・副腎軸）」**と呼ばれるシステムが備わっている。HPA軸は脳の深部にあるH（hypothalamus）つまり視床下部から始まっている。そして、脳が何らかの脅威（たとえば、誰かがあなたに向かって叫び声を上げる）を感じると、視床下部がホルモンを放出してHPAのPである下垂体（pituitary）を刺激する。すると下垂体が別のホルモンを放出し、そのホルモンが血流によって運ばれ、HPAのAである副腎（adrenal gland）を刺激する。それを受けて副腎は**「コルチゾール」というストレスホルモン**を放出し、そのために動悸が激しくなる。

この一連の反応は、一瞬のうちに起きる。叫び声が聞こえてから血液中のコルチゾールが増えて心拍数が上がるまで、ほんの1秒ほどしかかからない。

こんな場面を想像してみよう。あなたは大勢の同僚の前に立ち、それまで熱心に取り組ん

ストレスが発生する「HPAメカニズム」

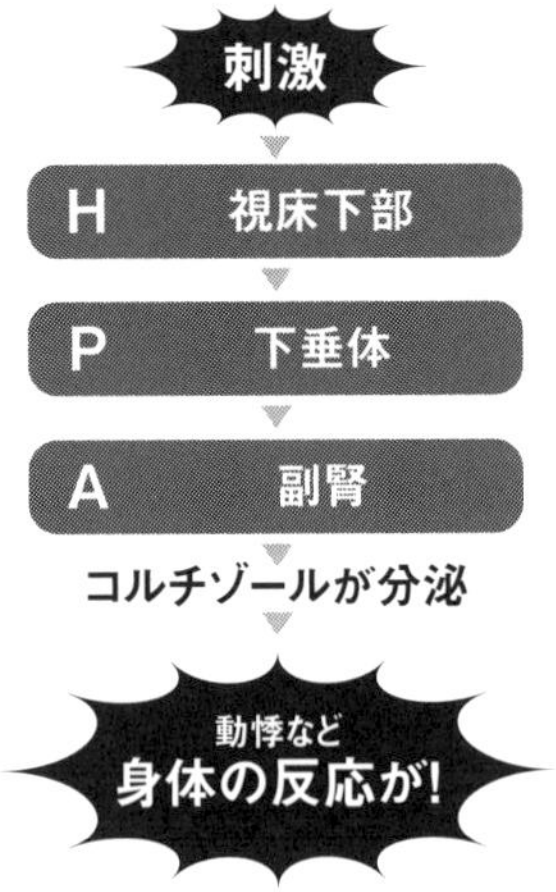

できたプロジェクトのプレゼンテーションを始めようとしている。動悸が速くなり、たった今コップの水を飲んだばかりなのに、口のなかはもう渇いている。手も、そして持っている原稿もかすかに震え、誰かにそれを気づかれはしないかと心配になる。

　このとき、あなたの体内ではＨＰＡ軸が活性化し、血中のコルチゾールの濃度が増加している。同僚は決してあなたの命を脅かしているわけではないが、あなたの身体は危機に直面したものと解釈する。

　これは何百万年にもわたる進化の過程で受け継がれてきた、強力な生物学的メカニズムだ。それが今、「闘争か逃走か」の反応を引き起こしているのだ。

　この場合、あなたの身体にとっての「闘

争」は、プレゼンテーションを見事にやり抜くことであり、同僚たちに襲いかかることではない。しかし生物学的な見地では、疑いの余地はない。あなたの身体は、コルチゾールによって戦闘の準備をしているのである。

コルチゾールの血中濃度が上がると、脳も身体も厳戒態勢に入る。自分の命を守るため、闘争、あるいは逃走の準備が整うと、筋肉がたくさんの血液を必要とするために、動悸が激しくなる。つまり心拍数が増加する。脳は意識を集中させ、わずかな変化にも敏感になる。聴衆の誰かが小さく咳でもしようものなら、たちまち、その音に反応してしまう。**緊張すると身体が反応してしまうという事態の犯人はコルチゾール**というわけだ。

ストレスには、神経を研ぎ澄ませ、集中力を高めるという役割もある。普通に考えれば好ましい反応だが、その反応が過剰になる場合もあるということだ。集中力が高まるどころか、かえって思考が混乱してしまうのである。

そうなると自制心は失われ、押しつぶされそうな苦しみにとらわれる。そういう場合、HPA軸は制御不能の状態に等しい。

ストレスが「次のストレス」を生む

ここでもう一度場面を巻き戻して、ストレスが脳内で始まるところを見てみよう。

あなたのプレゼンテーションを待つ同僚を危険とみなす「警告」は、おおもとを辿ればじつはHPA軸が発したものではなく、HPA軸を動かす動力源である**「扁桃体」**が発したものだ。

扁桃体は、側頭葉の奥深くにあるアーモンド形の部位である。扁桃体は2つあり、脳の左右に一つずつ備わっている。進化の過程で保持された扁桃体は、多くの哺乳動物の脳に共通して存在する。

扁桃体が原始の時代から受け継がれてきたのは、人類やほかの種の生存に欠かせないものだからだ。これは、しごく道理にかなっている。生存の可能性を増やすものがあるとすれば、それは危険な状況に出くわしたときに、ただちに逃走を促す、すぐれた警報システムだ。扁桃体の機能が、まさにそれなのである。

扁桃体はこの警報システムのなかで、じつにユニークな働き方をする。ストレス反応を引き起こすだけでなく、そのストレス反応によっても刺激を受けるのである。

混乱するだろうか。つまり、こういうことである。扁桃体が危険を知らせ、それに反応してコルチゾールの血中濃度が上がると、扁桃体がさらに興奮する。**ストレスがストレスを呼ぶという悪循環**だ。

ストレスがストレスを生む「デスサイクル」

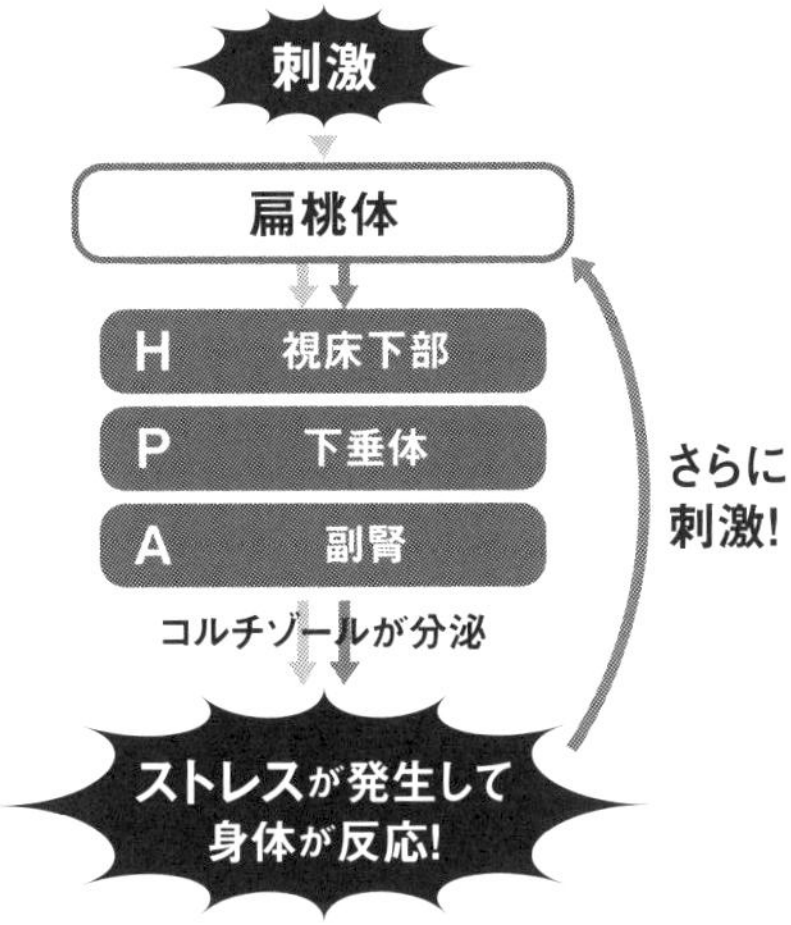

扁桃体の興奮が治まらず、HPA軸が制御不能の状態になれば、そのうちに本格的なパニック発作が起きる。パニック発作は非常に辛いだけでなく、発作を起こした人が理性を失った行動に出がちで、いい結果に終わることは少ない。

私たちの祖先がサバンナで猛獣に出くわしたときに、パニック発作を起こしたら生き延びることは難しい。そのような切迫した状況では、むしろ冷静で明晰な思考が生存の可能性を増やすはずだ。

そのため体内には、ストレス反応を緩和して、興奮やパニック発作を防ぐブレーキペダルがいくつか備わっている。その一つが**「海馬」**だ。

海馬は記憶の中枢といわれるが、それ以

外にも、感情を暴走させないためのブレーキとして働いている。海馬はストレス反応を抑制することで、ストレス反応を引き起こす扁桃体の働きを相殺しているのである。

この状態は、ストレスが生じる状況以外でもずっと続いている。扁桃体と海馬は常にバランスを保ちながら、互いに綱引きをしているのだ。

要するに、扁桃体がアクセルを、海馬がブレーキを踏んでいる状態である。

「イライラ」で物覚えが悪くなる

プレゼンテーションの話に戻ろう。発表は終わり、あなたはほっと一息ついている。あなたが緊張していたことに、同僚が気づいた様子はない。あなたの内面に吹き荒れていた嵐を、かすかにでも感じ取った人はいないようだ。やがてあなたのストレス反応は収束していく。脳と身体は、もはや脅威は去ったとみなし、警戒態勢を解く。扁桃体が鎮まり、コルチゾールの分泌量が下がる。身体が武器を置いた状態だ。気持ちも穏やかになってくる。

重要なのは、**ストレスを生む状況が去るとすぐにコルチゾールの分泌量が減る**という点だ。

闘争、あるいは逃走しなくてはならない重大な局面では、エネルギーが余計に必要となるためコルチゾールが増えることは役に立つ。しかし、長時間その状態で歩きまわると、非常に危険だ。じつは、海馬の細胞は過度のコルチゾールにさらされると死んでしまう。そのため、**慢性的にコルチゾールが分泌されると――それが何か月も、あるいは何年も続くと、海馬は萎縮してしまう**のだ。

控えめにいっても、これはあまりよい知らせではない。記憶に直結する問題だからだ。何しろ海馬は記憶の中枢であるため、この章の冒頭で紹介した患者のように、ストレス反応がいつまでも治まらないと、短期間の記憶が損なわれることが少なくない。

重いストレスを抱えた状態が長く続くと、言葉がうまく出てこなかったり、場所の認識ができなくなったりする。海馬は空間認識にも関わっているため、自分の居場所や方向がわからなくなってしまう可能性も高くなるのだ。

こうして頭が「ぐちゃぐちゃ」になる

おそらく、ちょっとした物忘れよりも、海馬が萎縮してストレス反応に歯止めが利かなくなることのほうが深刻だろう。

扁桃体が長期にわたってストレス反応を引き起こしつづけると、海馬のブレーキはすり減ってしまう。そして、アクセルである扁桃体は、海馬が萎縮してブレーキが利かなくなると暴走を始める。こうして、ストレスがストレスを生むという悪循環に入る。

これが、ストレスが長引いたり慢性化したりするメカニズムである。長期的なストレスによって脳が損傷を受けるのは、この悪循環によるものだ。

重いストレスや不安を抱えている人の脳を調べると、**実際に海馬が平均よりわずかに小さい**ことがわかる。おそらくコルチゾールによって、ゆっくりと蝕まれてしまったためだろう。

ストレス物質「コルチゾール」を手なずける

ストレスにうまく対処するのに、コルチゾールが脳におよぼす影響を減らすことが有効なのは間違いない。

ここで、いよいよ運動の出番だ。あなたがランニング、あるいはサイクリングなどの運動をすると、それを続けている間はコルチゾールの分泌量が増える。なぜなら肉体に負荷がかかる活動は一種のストレスだからだ。

筋肉を適切に動かすためには、より多くのエネルギーや酸素が必要なので、血流を増やそうとして心臓の鼓動が激しくなる。そして心拍数と血圧が上昇する。この場合のコルチゾールの働きは正常であり、身体を動かすために必要な反応だ。

しかし**運動が終われば**、**身体はもうストレス反応を必要としないので**、**コルチゾールの分泌量は減り、さらにランニングを始める前のレベルにまで下がっていく。**ランニングを習慣づけると、走っているときのコルチゾールの分泌量は次第に増えにくくなり、走り終えたときに下がる量は逆に増えていく。

さあ、ここからがおもしろいところだ。

定期的に運動を続けていると、運動以外のことが原因のストレスを抱えているときでも、コルチゾールの分泌量はわずかしか上がらなくなっていく。運動によるものでも仕事に関わるものでも、ストレスに対する反応は、身体が運動によって鍛えられるにしたがって徐々に抑えられていくのだ。

つまり運動が、ストレスに対して過剰に反応しないように身体をしつけるのである。単に運動をしたために「全般的にいくらか気分がよくなっている」だけでなく、身体を活発に動かしたことでストレスに対する抵抗力が高まるのである。

「自転車をこぐ」とストレスは確実に減る

「モントリオール・イメージング・ストレス・タスク（ＭＩＳＴ）」というテストがある。

このテストは、私たちがストレスに対してどのように反応するのかを教えてくれるものだ。テストはコンピュータを通して行われ、被験者は制限時間のなかで暗算を行い、モニター上で正しい答えを選ぶよう指示される。解答するごとに、自分が正しかったか間違っていたかが表示される。

実験の協力者は、あらかじめ平均正解率が80〜90％であると教えられる。だがこのテストでは、被験者の答えが正しくても間違っていても正解率が20〜45％になるようにコンピュータが調整する。またテストの最中に、被験者の得点が平均をはるかに下まわっていることも伝えられる。当然ながらかなり腹立たしいテストだが、それが実験の意図でもある。被験者がイライラを抱えたまま途中で脱落することもしょっちゅうだ。

ストレスは血圧を上げてコルチゾールの分泌を促すが、このテストはまさにその反応を起こすためのものだ。つまり、ＭＩＳＴテストは被験者の暗算の能力を測るものではなく、わざとストレスを与えてその状態を調べるためのものなのだ。

そんな不快なテストの話を、なぜここでするとと思うだろうか。それは、このテストのおかげで、運動がストレスに対して驚くほどの効果を発揮することがわかったからである。

このＭＩＳＴテストに先立ち、科学者たちは被験者のグループ2つのうち、いっぽうのグループには30分サイクリングをするように指示し、もういっぽうのグループには心拍数が増えない軽度の運動を行うように指示した。

テストが終わってから被験者のコルチゾールの値を調べてみると、**サイクリングのグルー**

プのほうがコルチゾールの濃度が低かった。もういっぽうのグループと違い、ストレス反応が強く出なかったということだ。また被験者が普段から身体を鍛えていても、そうでなくても結果は変わらなかった。

つまり、**その人の肉体的なコンディションにかかわらず、運動はストレス反応を鎮める**ということだ。

また、海馬（ストレス反応にブレーキをかける脳の部位）の働きも、サイクリングのグループのほうが活発化していて、HPA軸全体の反応も抑えられていた。じつのところ運動は、まさに海馬への贈り物なのである。

身体をよく動かすことほど、海馬にとって有益なことはないといっても過言ではない。第5章で詳しく述べるが、運動を習慣づければ、海馬で新しい細胞が生まれることもわかっているのだから。

「ちょっとした予測」が仇になる

海馬はストレス反応のブレーキとして働き、そのブレーキペダルは運動によって強化される。とはいえ、脳内のブレーキは海馬だけではない。額のすぐ後ろにある**「前頭葉」**もまた、ストレス反応を抑制している。

その前頭葉の前の部分「前頭前《ぜんとうぜん》皮質《ひしつ》」と呼ばれる領域は、高次認知機能をつかさどっている。たとえば衝動を抑えたり、抽象的思考や分析的思考を行ったりする、文字どおり「高尚な場所」である。ストレスを感じているとき、前頭葉は感情が暴走しないように、また理性を失った行動に出ないように働いているわけだ。

たとえば、あなたが飛行機に乗っているとき、ふいに乱気流に巻き込まれて、「ああ、墜落する」と思ったとしよう。そのとき扁桃体は、一瞬にして全身に厳戒態勢をしく。あなたは「闘争か逃走か」の態勢に入り、心拍数が増加して不安になり、最悪の場合はパニック発作に見舞われる。

だが、そのとき前頭葉が論理的な思考を促して、そういった感情を鎮めようとする。「機体がエアポケットに入っただけだ。こんなことは前にもあったじゃないか。あのときは墜落なんかしなかったし、今度だって大丈夫に決まってるさ」

扁桃体と前頭葉も、大きなストレスを感じたときだけでなく、いつでも綱引きをしている。扁桃体と海馬がバランスを取っているように、扁桃体と前頭葉もまたお互いに影響を与え合いながらバランスを取っているのである。

「心配」するたび脳は小さくなる

なぜ、「ブレーキが2つある」といったややこしい話をしたかというと、ストレスによって萎縮するのは海馬だけではないからだ。**前頭葉も、やはりストレスによって萎縮する。そして実際に、極度の心配性の人は前頭葉の各部位が小さい。**

そうなると、まさに踏んだり蹴ったりだ。ストレスが長引けば長引くほど脳はみずからを蝕み、歯止めはさらに利かなくなる。慢性的なストレスの苦痛を抑えるために欠かせない海馬と前頭葉が、適切に機能しなくなるのだ。

扁桃体がやたらと警告を発し、前頭葉がそれを打ち消すことができなければ、ほんの些細なことにも大袈裟に反応するようになる。

「今朝、上司に挨拶したとき、彼女の返事は何だかそっけなかった。ぼくのことが嫌いなのかもしれない。きっと、仕事で何かまずいことをやらかしたんだ。使えないやつだと思われているに違いない」

もし前頭葉が適切に機能していれば、状況をより正確に判断することができたはずだ。

「上司は今朝、ちょっと機嫌がよくなかったのかもしれない。でも、誰にだってそういうことはあるさ。たぶん、よく眠れなかったのだろう」

前頭葉が活発化すると、気持ちが穏やかになりストレスは減る。扁桃体がつくり出した不安をはねのける力がつく。ストレス反応をまるごと抑え込むため、「磁気による刺激を前頭葉に与えて活動を促す」という療法も実在するほどだ。

要するに、**ストレスを抑えたければ脳の「思考」領域、つまり前頭葉の機能を促せばよい**のである。本書の主旨は運動が脳におよぼす影響についてなので、あなたはもう運動が海馬だけでなく前頭葉も強化するとお気づきのことと思う。

この2つの部位――海馬と前頭葉は、ともに身体を活発に動かすことで何より恩恵を受ける部位なのだ。

「長時間1回」より「短時間数回」のほうが断然いい

運動をすると、なぜ前頭葉は強くなるのか。理由は様々ある。

まず身体を活発に動かすと脳の血流が増える。前頭葉にたちまち大量に血液が流れ、機能を促進する。さらに、運動を長期にわたって続けると、やがて**前頭葉に新しい血管がつくられ、血液や酸素の供給量が増え、それによって老廃物がしっかり取り除かれる。**

しかし、血流の増加と新しい血管の生成は、ほんの始まりに過ぎない。今では定期的に運動をすれば、**前頭葉と扁桃体の連携も強化される**ことがわかっている。そうなると、前頭葉はさらに効率よく扁桃体を制御できるようになる。いってみれば、教師が離れた場所から生徒を監督するのではなく、教室にいて直接指導するようなものだ。

それだけではない。定期的に運動を続ければ、期間は長くかかるものの、**前頭葉は物理的に成長までする。**この発見は、この分野の多くの研究者を驚かせたが、単なる仮説ではなく、正真正銘の事実だ。1時間程度の散歩を習慣にしている健康な成人の前頭葉を定期的に測定した結果、前頭葉を含む大脳皮質が成長していたという。

歩くと前頭葉が大きくなる。まったく信じられないような話である。

運動によって筋肉量が増えることを知らない人はいない。だが、その筋肉よりもはるかに複雑な脳という器官もまた、運動によって大きくなるのだ。

とはいえ無条件で大きくなるわけではない。辛抱強く続け、途中であきらめないことが肝心だ。たった一晩では、前頭葉が扁桃体をうまく制御できるようにはならない。何か月かはかかる。それでも、ストレスが和らぐうえにこのような効果まであるとしたら、がんばって続ける甲斐はあるだろう。

「お酒」は本当にストレスに効くのか？

ストレスや不安による苦痛をすばやく緩和する薬がある。ジアゼパム、オキサゼパム、ロヒプノール、ザナックスといったものだ。

こういった治療薬の欠点は、効果がないことではない。こういった薬を服用すれば、たいていのストレスや不安はすぐに治まる。問題は、むしろ効きすぎることだ。

脳にはあらかじめ、ストレスを鎮めようとするプログラムが組み込まれている。それゆえ、飲めばすぐに不安から逃れられる薬があれば、その魅力に抗えなくて当然だ。

しかし、こういった抗不安薬を一度でも試せば、脳がそれを渇望してしまう危険性がある。そのうえ、脳は薬にたちまち順応し、たとえ投薬の期間が短くても初めに安堵感を得られた量では足りなくなる。同じ効果を得るには薬の量を増やさなければならず、そうなると薬物依存にもなりかねない。

前述した薬のほかにも、ストレスや不安を消し去ることにおいて驚異的な効果があり、依存症の危険性もきわめて高い物質がある。**「アルコール」**だ。

アルコールには、ストレス反応を即座に抑えつける強力な作用がある。じつのところ、ストレスや不安を緩和するという点で、アルコールに匹敵する物質はまずないといっていい。不安を感じているときにワイン、あるいはウイスキーなどを飲んだことがあれば、おわかりだろう。悩みごとは、ものの数分で消え去ってしまう。

アルコールと抗不安薬は、大変よく似た効果をもたらすため、スウェーデンでは抗不安薬の多くが「ドライ・ドランク（〝空酔い〟）」という別名で呼ばれている。この2つの物質に共通する特徴は、どちらも脳内の同じ物質を標的にすることだ。前章では脳の成長を阻害する厄介者として登場した「**GABA**」である。

ストレスを「火種」から消す

GABAは、ストレスがかかっている状況下では脳の活動を鎮め、脳細胞の興奮を抑える「消火器」として働くアミノ酸だ。

ひとたび脳の活動が鎮まれば、ストレスの感覚は消える。ちょうど酒や抗不安薬を飲んだときのように、すばやく効果的にストレスを和らげてくれるのがGABAというわけだ。

ありがたいことに、**GABAの抗ストレス作用は飲酒や薬の摂取のほか、動くこと、つまり運動によっても活発化**する。ウォーキングでも効果はそれなりに見込めるが、最も効果があるのはランニングやサイクリングだ。

今では持続的な肉体の鍛練によって、主に大脳皮質下でGABAの働きが促進されることがわかっている。その領域こそが、ストレスを生みだす源である。

その場所でGABAの作用が活発になるということは、**運動がストレスのおおもとを直撃する**ことにほかならない。

「抗ストレス・ニューロン」を活性化させる

運動が脳に与える影響において、ＧＡＢＡは矛盾した存在でもある。

「記憶力」に関する章で詳しく述べるが、運動をすると脳に新しい細胞が生まれる。その新しい神経細胞（ニューロン）は、まるで幼い子どものように活発だ。

たとえば3歳の子どもにおとなしく座っているように言い聞かせても無理なように、新生ニューロンも常に興奮状態にあり、まわりから何も指示されなくても、ほかの細胞に信号を送ろうとしてしまう。いささか勝手気ままますぎるのである。

何だか楽しそうではあるが、ストレスという視点では、脳細胞が興奮することは決してよいこととはいえない。なぜなら「不安」をつくり出してしまうためだ。ストレスや不安を感じやすい人の場合、脳細胞はやたらと興奮せず、穏やかでなければならない。

ここでおもしろいのは、**運動によって生まれた新しい脳細胞、つまり新生ニューロンが興奮すればストレスや不安も増幅すると思いきや、実際には運動をすると気持ちが穏やかになる**ことだ。これは、**運動によって生まれるニューロンのなかに、ＧＡＢＡを放出するニューロンがある**ためだという。

このニューロンは興奮しても制御不能の状態にはならず、新生ニューロンの過剰な活動を抑えているらしい。

アメリカの人気科学メディアの記事によれば、この「GABA作動性ニューロン」はほかのニューロンの興奮を鎮めることから**「ニューロンの乳母」**と呼ばれている。「ニューロンの乳母」が新生ニューロンの興奮を鎮めると、脳全体が落ち着く。そして運動をすれば、この「ニューロンの乳母」が増えて脳内の活動を効果的に抑え、ストレスも解消するという。

「じゃあ、そのニューロンの乳母とやらは、どこでつくられるんだ?」と思うだろうか。動物実験によれば、「ニューロンの乳母」は主に海馬でつくられている。海馬は、前述のように感情を制御して不安を鎮める役目を担っている部位だ。

つまり運動をすれば、**その海馬に援軍を送る形でストレスや不安の源に対抗できる**というわけである。

「ムキムキ」だとイライラしにくい!?

カロリンスカ研究所のある研究チームが、遺伝子操作によって筋肉を増強したマウスをつくったところ、そのマウスたちはストレスの影響をほとんど受けないことがわかった。まぶしい光を当てたり、騒音を聞かせたりして繰り返しストレスを与えたにもかかわらず、異常が見られなかったのである。まさに「鋼の神経」が備わったマウスである。

いったい筋肉のなかの何が、マウスをストレスから守っているのだろう。じつは、このマウスの筋肉中には、ストレスによって生じる代謝物である「キヌレニン」を無害化する物質が含まれていた。

キヌレニンという代謝物は脳に害をおよぼすが、筋肉中の成分によって無害化されると脳に到達できなくなる。マウスがストレスの影響をまったく受けなかったのは、このキヌレニン無効化成分のおかげだと思われる。

そして、この成分は人間の筋肉にも含まれている。要するに**筋肉が、機能障害を誘発するストレス物質を取り除く処理工場として働く**のである。肝臓は血液に含まれる有害物質を除去して血液をきれいにするが、筋肉も同じような働きでストレスから脳を守っているのだ。

筋肉がストレス物質を無害化するのなら、当然、筋力トレーニングでストレスをうまく処理できるのではないかと推測できる。

この筋肉を増強したマウスの実験結果に、科学者たちはことのほか胸をおどらせた。トレーニングによって筋肉を鍛えれば、ストレスに打ち勝てるかもしれないからだ。それまで、科学者たちはランニングなどの有酸素運動の効果のほうに目を向けがちだったが、筋力でストレスを叩きつぶせる可能性が出てきたのである。

では、筋力トレーニングだけに集中していれば、ストレスから身を守れるのだろうか。

最新の研究知見を統合すると、残念ながらそうとはいいきれないようだ。筋力トレーニングのついでにストレスを解消したいのなら、その可能性も考慮しながら様々な種類の運動を――筋力トレーニングとランニングやウォーキングといった有酸素運動の両方をうまく取り入れるべきだろう。

世界のストレス研究、最新知見！

ストレスや不安で苦しむ人にとって、なぜ運動が非常に効果的なのか、わかっていただけただろうか？　運動は、様々な方面から敵を狙い撃ちするのである。

運動を終えるとコルチゾールの血中濃度が下がり、次回からはあまり上がらなくなる。

また、ストレス反応のブレーキペダルである海馬と前頭葉が強化され、不安の引きがねである扁桃体の活動が抑えられる。

さらに、「ニューロンの乳母」が増え、脳内の興奮を鎮めるＧＡＢＡの作用が活発になる。加えて筋力がつき、ストレス物質を無害化する働きが促進される。

こういった**すべての効果が、一挙に得られる**のである。

そしてこれから紹介する世界の最新リサーチもまた、運動にはすばらしい効果があり、運動がおそらく最もすぐれたストレスの解毒剤となることを示している。

南米の研究「〝理由なきイライラ〟を鎮めるベストな策」

ここ数年、ストレスや不安に悩まされて精神科を訪れる思春期の子どもたちは増えるいっぽうだ。生物学的に見れば、この時期の子どもたちが不安に悩まされてしまうことは当然といえる。

前頭葉や前頭前皮質など、ストレスを抑える脳の部位は、最後に完成する。10代では、まだ発達途中の段階で、じつをいえば、25歳ぐらいになるまで完成しないのだ。

いっぽう扁桃体のようなストレスを生み出す部位は、17歳でほぼ完成する。

不安を引き起こす部位は充分に発達していても、それを抑える部位が未熟となれば、思春期の子どもたちが感情の起伏が激しく、衝動的で、いつも何かしら悩みごとを抱えているのも、無理はない。

そして、こういった思春期の子どものストレスや不安に対しても、運動は絶大な効果をもたらす。

ある研究チームが南米チリで行った調査がある。首都サンティアゴの貧困地域で暮らす2００人の健康な9年生を対象にしたものだ。

チリではちょうど、糖尿病や心臓、血管の病気など、西欧諸国に多い疾患が増えはじめていた。科学者たちは、生活習慣を変えることで、その傾向を変えられるかどうかを調べようとしたのである。また、定期的な運動が子どもたちの幸福感や自信に影響をおよぼすかという点も調査された。

10週にわたる運動のプログラムが終わると、子どもたちが健康になり、自信や幸福感も増したことが明らかになった。

だが何より研究者の目を引いたのは、**運動プログラムのおかげでストレスや不安が大幅に緩和**されていたことだ。運動によって、思春期の子どもたちの心が穏やかになり、不安感も治まり、自信も増していたのである。

フィンランドの調査「〝週2回〟がボーダーライン」

とはいえ、あなたのストレスは、思春期の子どもの不安とは別物だと思うだろうか?

フィンランドでは、3000人を超える被験者の協力を得て、生活習慣を調べる研究調査が行われている。「なぜ心臓発作を起こす人がいるのか、またストレスがそれにどう関わっているのか」を探る研究である。

その結果、**週に2回以上運動をしている人は、ストレスや不安とほぼ無縁**であることがわかった。これはチリの調査で得られた結果と同じである。

また、運動をしている人は攻撃的な面が少なく、シニカルな態度も見られなかった。

では、これが、運動をすればストレスや不安が軽減することの確たる証拠といえるのだろうか。いや、そうともいいきれない。ストレスに強く、悩みごとも少ないフィンランド人がいたからといって、それが本当に運動のおかげかどうかはわからない。悩みごとが少ない人は、運動量も多かったという事実を示しているだけに過ぎない。

フィンランドとチリの調査結果だけで結論づけるのは性急だ。研究結果を考察するときは真に受ける前に、より慎重な態度で臨むべきだろう。

とはいえ、この調査以外の研究成果もすべて総合してこの2つの調査結果を見れば、結論は疑いようがない。子どもでも大人でも、運動はストレスや不安に劇的な効果をおよぼすのである。

敵になるストレス、味方になるストレス

ストレスを単に好ましくないものとして片づけるのは簡単だが、もちろん、ことはそれほど単純ではない。それどころかストレスは、私たちの身体にとって欠くことのできないもの

なのだ。

運動やほかの手段でストレスや不安に対抗しようとするなら、ストレスが私たちにとっていかに重要で、どのように役に立っているのかも理解しなくてはならない。

あるものがどれほど重要なのかを知りたければ、試しにそれを取り除いてしまうのが一番早い。**ストレス反応のシステムを破壊したら、いったい何が起こるだろうか。**

その答えを得るため、ある研究チームがサルの一群の扁桃体を外科的に切除した。扁桃体を切除されれば、サルの恐怖を感じる機能も失われるだろう――この仮説を裏づけるために、科学者たちはある協力者を迎え入れた。たいていの人間や動物が恐れるもの――「ヘビ」である。

人間がそうであるように、サルにも「ヘビに対する恐怖心」が染みついている。しかし、**扁桃体を切除されたサルたちには、恐怖を感じたり警戒したりする様子がまったく見られなかった。**

それどころか、興味津々でヘビをつかんで振りまわし、おもちゃにして遊んだのである。

「恐怖」を感じない女性

サルは、自分たちが危険にさらされているとはまったく考えていないように見えた。

それは、もはや恐怖を感じることができないためか。それとも自分たちの置かれた状況を理解していないだけなのか。あるいは扁桃体を切除する手術によって脳全体がダメージを受け、自分たちが何をしているのかわからなくなってしまったのか。もしかしたら、そのヘビは危険ではないと認識したのか。

こういった疑問を、サル本人に聞けるはずもない。

それよりも、**扁桃体のない人間**を調べたほうが話は早い。だが、そんな人間には滅多にお目にかかれない。

そういうわけで、アメリカの研究チームがある女性と出会ったとき、科学者たちは扁桃体とストレス反応の関係を調べる千載一遇のチャンスに飛びついた。

その44歳の女性は3児の母親で、「ウルバッハ・ヴィーテ病」という、きわめて珍しい遺伝的疾患に冒されていた。

ウルバッハ・ヴィーテ病は１９２０年代に初めて知られるようになったが、報告された患者の数は３００人に満たなかった。この病気は、側頭葉（扁桃体がある場所）などの脳の部位を破壊するもので、理由は不明だが側頭葉はとくに損傷を受けやすかった。この女性の場合は、左右の扁桃体が両方とも損傷していた。

そのような病に冒されながらも、この女性は知能面では何の問題もなかった。そして、扁桃体が機能しないことが恐怖心におよぼす影響を調べる研究の被験者となることに同意した。

科学者たちは、サルのときと同じく、ヘビに対する反応を観察するため、その女性をペットショップに連れていった。また、ペットショップを訪れたついでにクモに対する反応も調べた。この実地調査の前に、女性はヘビやクモが嫌いだと言っていた。

ところが女性は、ペットショップに入ると何のためらいもなくガラスの飼育箱に歩みより、様々な種類の巨大なヘビに見入ってしまった。それだけでなく、箱から出されたヘビを撫ではじめたのである。店員の話によると、ヘビが噛みつくかもしれないと注意しても、少しもひるむ様子を見せなかったという。

研究者たちは、恐怖の程度を10段階で答えるように言った。恐怖心がまったくない状態が0で、最も高い状態が10である。**彼女の答えは2だった。**命を脅かす危険もある巨大なヘビに対してさえ、彼女にとってはその程度の恐怖だったのである。

大きな毛むくじゃらのタランチュラを撫でたときも、反応は同じだった。店員の話では、まるで取り憑かれたように、少しも用心することなくクモに触っていたという。

そして、彼女がとりわけ大きく凶暴なクモと遊びはじめた時点で、観察は中止された。いつ噛まれてもおかしくない危険があったためだ。しかし当の女性は、クモに襲われることなど一向に気にならない様子で、サルがヘビで遊んだときのように警戒心がまったくなかったという。

これで、ホラー映画も怖くなくなる⁉

この結果を見るかぎり、この女性が向こう見ずなのは、扁桃体が損なわれているためだと結論づけたくなる。しかしその前に、サルのときのように慎重を期して、ほかの要因も検討すべきだろう。彼女は単に恐ろしい動物に心を引かれる性格なのかもしれない。

おそらく、別の何かだったら怖がるのではないだろうか。そういうわけで、調査は次の段階に進んだ。

『シャイニング』や『ザ・リング』、『ブレア・ウィッチ・プロジェクト』など、**たいていの人が震えあがるようなホラー映画の、身の毛もよだつような場面を見せる実験**だ。

それぞれの映画の場面が充分に恐ろしいことを確かめるため、まずは別の被験者たちに同じ映像を見せて、恐怖度を10段階で答えてもらった。その結果、映像の恐怖度はおおむね6～7だった。

だが、同じ映像に対して、件《くだん》の女性は少しも怖がることなく、恐怖度も0と答えた。ただ、不思議なことに映画に関心がなかったわけではなくスリルは楽しんだようで、そのうちの一につついては題名まで尋ねた。帰りにレンタルショップで借りて、自宅で最後まで観たいというのだ。

危険な動物やホラー映画を見せる実験が終わったのちも、数年にわたってその女性の調査は続けられた。結果は、疑いようがなかった。この女性は、やはり**扁桃体が損傷を受けたことで恐怖心を感じなくなっていた**のである。

だが、恐怖以外の感情は正常そのものだった。状況に応じて喜びや興奮、悲しみを感じることができた。映画の映像を見ている間、恐怖以外の感情が一つとして損なわれていないことがわかったのである。

映画には、ぎょっとするような場面のほかにもコメディ風の場面や、感動を呼ぶ場面が数多く紛れていた。そういった映像を目にしたとき、この女性はごく普通の反応を示した。笑いを誘う場面では笑い、子どもが棄てられた場面では悲しみを見せた。

つまり、扁桃体が機能しなくても、一切の感情が失われてしまうわけではなかった。奪われたのは、恐怖(すなわちストレス!)を感じる機能だけだったのである。

まったく羨ましいかぎりだ。この女性のように、恐れや心配ごとが何もなく、何が起きても楽天的に構えていられればどんなにいいだろうか。

とはいえ彼女の場合、ことはそう簡単には済まなかった。なまじ恐れがないために、かえって深刻な問題を抱えていたのだ。

彼女は、みずから危険な状況に飛び込むようなことを何度も繰り返していた。そのために、ナイフや銃を向けられて金品を奪われたり脅されたりしていた。普通なら、そういった経験をすれば恐怖心が芽生えて、用心深くなるものである。不審者に声をかけられたり、刃物で脅されて物を盗られたりした場所は、避けるのが普通だろう。

だが、彼女はすぐに事件から立ち直り、それまでの習慣を変えることなく同じ行動を取りつづけた。貧困層の多い、麻薬や暴力がはびこる地域で暮らしながら、夜遅い時間でも平気で危険な場所に出かけていったのだ。物騒な環境にいながら、危険を回避することをまったく学んでいないとしか思えなかった。

脳が「ハイジャック」される事態

サルとこの女性の実例は、脳のストレス反応が無効になることや、危険に遭遇したときに扁桃体が警告を発し、ストレス反応のエンジンとして働くことを裏づけている。

扁桃体の作用は強力で、一瞬にして心臓や身体に行動の準備をさせ、その行動の結果について考える余地など与えない。脳に備わったブレーキペダル、たとえば海馬と前頭葉は、物事を熟考して先を見通すように促すが、**扁桃体が重大な脅威とみなした状況ではまったく勝**

ち目はない。要するに、扁桃体の作用が強すぎて、ブレーキ役が手も足も出ない状態になるのである。

私たちの進化が始まったころの環境、つまりサバンナで暮らすには、扁桃体の作用が強力であることが必須条件だった。猛獣に出くわしたときに瞬時に決断するためには、扁桃体がしっかり働く必要があったからだ。

「どうしよう。攻撃したほうがいいかな。でも丸腰だし、ここは逃げたほうがいいんじゃないかな」。こんなふうにメリットとデメリットをぐずぐず考えていたら、取り返しがつかなくなる。それよりも扁桃体が主導権を握り、脳のほかの部位を支配し、攻撃するにも逃げるにしても、すばやく行動を起こさなくてはならない。

とはいえ、このメカニズムは現代社会ではあまり必要とされない。すみやかに決断を下さなくてはならない、生死に関わる状況など、めったにないだろう。

そんな社会では、扁桃体の力はさして脅威とはいえないものにも向けられ、私たちは極端に感情的な行動に出てしまうこともある。1990年代の半ば、**「扁桃体ハイジャック」**という言葉が生まれたが、これはアメリカの心理学者ダニエル・ゴールマンによる造語である。

この言葉は、扁桃体がある出来事をとてつもない脅威とみなしたために、感情が暴走する状態を表している。扁桃体が脳を「ハイジャック」して、強引に「闘争か逃走か」態勢をしくと、理性など簡単に吹き飛んでしまうのだ。

そうなると、扁桃体にハイジャックされるだけでは済まされない。その反応は一瞬にして起きるため、あとで思いきり後悔するはめになる。

最もわかりやすい例として、ゴールマンはボクサーのマイク・タイソンが試合中にイベンダー・ホリフィールドの耳を噛み切った事件を挙げている。タイソンは瞬時に、おそらく反射的に相手の耳を噛んだのだろうが、その行動はこの上なく後悔するような結果を招いたのである。世間の批判にさらされて面目を失ったことはさておき、そのひと噛みでタイソンは何百万ドルという罰金や裁判費用を払うはめになった。ゴールマンによれば、これは「扁桃体ハイジャック」の典型的な例だという。

賢くストレスを解消する

扁桃体とストレス反応のシステムがいかに強力かを理解できれば、私たちの生活からストレスを完全になくすことはできないというのも納得してもらえると思う。このシステムは脳の深部に根づいているため、絶対に取り除くことはできないのである。

深刻なストレスの原因となるものを回避することはできる。だが、ストレスがまったくない生活を望むのなら、森のなかでたった１人で暮らすしかない。ただ、そうすると今度は、世間から隔絶されたことに対してストレスを感じてしまうだろう。

となれば、ストレスがゼロの生活を送ることは、まず無理だ。それよりもストレスに対する抵抗力を高めるほうが、はるかに賢明といえよう。そして、それこそが運動のもたらす恩恵なのである。

運動をしたからといってストレスを根こそぎ取り除くことはできないが、うまく制御できるようにはなる。**運動を習慣づければ、脳のブレーキペダルが強化され、「闘争か逃走か」モードに入りにくくなる**からだ。

たとえば、あなたが決められた期日までに仕事を終えられず、叱責されたとしよう。普通なら心拍数が増えて血圧は上がり、思考が混乱して挽回するどころかパフォーマンスは低下する。しかし、運動を習慣にしていればそういったことも減っていく。困難な状況にうまく対処できるようになり、身体も心も過剰に反応しなくなるのである。

忙しくて運動する時間がない人にこそ、誰よりも運動が必要なのはあなただと伝えたい。仕事が多すぎて運動している暇はないというのなら、こんなアドバイスはどうだろう。

運動する時間をつくれば、気分が爽快になってストレスが減るだけではない。この時間投資は、仕事の質を向上させてくれる。ときどき、仕事の時間を30分ほど運動にまわしその日の残りの時間はかえって仕事がはかどること間違いなしである。少なくとも、私はそう実感している。

「体重」をハックせよ！

それでも運動に乗り気でない人のために、とっておきの切り札を出すとしよう。ランニングやジム通いを始める人の大きな理由は、健康になることでも、気分をリフレッシュすることでも、またストレスにうまく対処することでもない。それは、彼らが鏡のなかに見ているものだ。たいていの人は体重を減らしたい、あるいは筋骨たくましい肉体を手に入れたいといった理由で運動する。

では、ここで耳寄りなニュースをお知らせしよう。**運動してストレスに対する抵抗力が高まれば、その効果は体重計にも現れる**のである。

そのわけは、コルチゾールの「身体の脂肪の燃焼を妨げる作用」にある。**コルチゾールの血中濃度が増えると、腹部に脂肪が蓄積する。そのうえ、食欲が増し、高カロリーのものが食べたくなる。**

もし、あなたが多くのストレスを抱えていてコルチゾールの血中濃度が上がったままの状態が続いていたら、ウエストのまわりにますます脂肪がつき、甘いものが無性に欲しくなることだろう。

だが、運動によってストレスにうまく対処できるようになればコルチゾールの血中濃度は下がり、やがては食欲が収まって、蓄積された脂肪も減り、そのいっぽうでカロリーの燃焼量は増えていく。結果は、体重計とウエストを見れば一目瞭然である。

ウォーキングとランニング、どちらが有効か

ストレスと不安は、簡単に切り離すことはできない。つまるところ、ストレスと不安は、同じ回路（ＨＰＡ軸や扁桃体など）によって引き起こされるためだ。そしてこれまで述べたとおり、運動はストレスに目覚ましい効果をもたらすが、不安にも絶大な効果があるのは発生源が同じだからである。

ある実験において、不安による疾患を抱えたアメリカの大学生たちが、くじ引きでウォーキングかランニングのどちらかを選び、それを疲れない程度に週に数回、20分ずつ2週間にわたって続けた。

ウォーキングにしてもランニングにしても、それほど大層なプログラムではない。しかし、

ウォーキングをした生徒もランニングをした生徒も、不安感が軽減したのである。その効果は運動した直後に実感でき、その後も消えることなく、まる1週間続いた。

だが、どちらの生徒が、より高い効果を実感しただろうか。答えは**ランニングをした生徒たち。不安を軽減したい場合は、肉体にある程度の負荷がかかるほうが効果は高い**のだ。

よくよく考えれば、これは当然の結果だろう。

不安は脳のストレス反応が過剰になることによって、また危険がなくても扁桃体が警告を発することによって起きる。だが運動をすると、脳のブレーキペダルが強化されて前頭葉と海馬が扁桃体の興奮を鎮め、それによって不安は抑制されるのだ。

心拍数を上げて脳に「予行演習」させる

不安障害の症状が始まると、心拍数と血圧が上昇する。脳は何か悪いことが起きるはずだと解釈して、心臓の鼓動が激しくなり、身体が「闘争か逃走か」の態勢を整える。

これが不安やストレスに身体がさらされたときの一連の流れだ。

だが、もしあなたがジョギングに出かけて何事もなく走り終えたとしても、やはり動悸は激しくなる。ところが走り終えたときに気分は穏やかになり、脳内でエンドルフィンとドーパミンと呼ばれる物質が放出されて快感を覚える。
つまり身体を動かすことで**「心拍数や血圧が上がっても、それは不安やパニックの前触れではなく、よい気分をもたらしてくれるものだ」と運動が脳に教え込む**のである。

これが、アメリカの不安障害の大学生たちが、ウォーキングやランニングによって体験した効果である。ランニングをした生徒たちは、心拍数が上がっても不安に襲われなくなった。ランニングを始める前、生徒たちの脳は心拍数が上がることを不安の発作が始まる前触れだと思っていたが、その後、彼らの身体は「心拍数が上がることは恐ろしいことではなく、好ましいことだ」と解釈して適応したのである。

この効果は、ウォーキングのグループには見られなかった。彼らの脳は依然として、「心拍数が上がること＝危険」だと解釈していたと思われる。この結果の違いは、不安や悩みごとを克服するには、身体をより活発に動かすべきだとはっきりと伝えている。

以前は、不安や悩みごとで深刻な症状のある人は、運動を禁じられていた。今では、それがむしろ間違いだったことがわかっている。本来は、そういった人こそ運動すべきなのだ。

しかし、ここで警告しておかねばならない。
あなたがこれまで一度でもパニック発作を起こしたことがあれば、慎重に始めなくてはならない。いきなり激しく走り込むのは危険だ。脳がパニック発作の前触れだと解釈し、発作が起きる可能性がある。

そのため、最初のうちは身体に負荷をかけないようにゆっくりと走ることを心がけ、身体が慣れるにしたがって徐々にスピードを上げていくといいだろう。

「得られるもの」はあまりに大きい

運動とストレスに関する様々な研究論文にじっくり目を通していると、ある事実が浮かび上がってくる。**ストレスと運動は、ほぼ正反対の作用を脳に与えているのだ。**

- **ストレスが増すと、つまりコルチゾールの血中濃度が高くなると、脳内で情報を伝達する機能が妨げられるが、運動は逆にその機能を高める。**
- **ストレスは脳の変化する特性（可塑性）を損なわせるが、運動はそれを高める。**
- **ストレスが高まると短期記憶（数分から数時間の記憶）が長期記憶に変わる仕組みにブレーキがかかるが、運動はその逆の作用を促す。**

ほかにもいろいろある。脳内のあらゆる領域で、ストレスと運動は正反対の影響をおよぼすのである。

やはり運動は、ストレスや不安を消し去る本物の解毒剤なのだ。

抗ストレス体質を培うプラン

ストレスや不安から逃れるには、具体的には何をすれば最も効果があるのだろうか。

じつのところ、研究で裏づける具体的な運動量や時間を示した絶対的なプログラムというものはまだ存在しない。運動の効果は人によって幅がある。体系的な比較調査が実施されていないのはそのためだ。

万人に効く究極のプログラムはないものの、科学的な研究にもとづいた目安をここに挙げておく。

まずはランニングやスイミングなどの有酸素運動をお勧めしたい。ストレスの緩和が目的なら、筋力トレーニングよりも有酸素運動のトレーニングのほうが効果がある。少なくとも20分は続けてみよう。もし体力に余裕があれば、30～45分続けよう。

それを習慣にしよう。長く続ければ、さらなる結果が期待できる。海馬と前頭葉、つまり脳内のブレーキペダルが強化されるには少し時間を要する。

また、週に少なくとも2、3回は心拍数が大幅に増えるような運動をしよう。たとえ動悸が激しくなっても、脳はそれが恐怖から来るものではなく、プラスの変化をもたらすものであることを学習する。深刻な不安障害やパニック発作の症状がある場合は、とくに効果があることを強調しておきたい。

もし何らかの理由で心拍数を増やせない、あるいは増やしたくないのであれば、ただ散歩に出かけるだけでもよい。より活発に身体を動かしたときほどではないにしても、ストレスを抑える効果は望める。

Column

「無理やりパニックを起こす」ストレス生体実験

科学の発展のためなら、どんな助力も惜しまず、進んで研究に協力する人たちがいる。ここに紹介するのは、私の知る12名の、とびきり勇敢な被験者たちだ。

彼らはみな、「ＣＣＫ４（胃酸分泌性テトラペプチド）」という成分の注射を受けることに同意してくれた。ＣＣＫ４には、かなり危険な副作用がある。息が苦しくなり、心拍数が増加して、パニック発作を招く可能性があるのだ。その症状は大変激しいもので、自分はこのまま死ぬと思い込む人もいる。

そしてまさに、この12名の被験者のうちの６名がそれを体験した。その６名は、それまでパニック発作を一度も起こしたことがなかったにもかかわらず、大量の冷や汗をかき、呼吸困難におちいり、身体が硬直するほどの恐怖感を味わった。

この実験は一度では終わらなかった。驚いたことに、被験者たちは同じ実験にもう一度協力してくれたのだ。だが二度目の実験は、最初の実験と大きく異なる点があった。被験者たちは、ＣＣＫ４を投与される前に身体に負荷がかかる（１分間に取り入れられる酸素の最大量「最大酸素摂取量」70％の）運動を30分行った。

結果は驚くべきものだった。１人を除いて、誰もパニック発作を起こさなかったのだ。これは間違いなく運動のおかげであり、運動をすればパニック発作が起きるほどのストレスに押しつぶされる可能性が減るということである。

パニック発作を招くような物質を体内に入れるだけでも勇気があるが、それ以上の勇気を見せてくれた12名の被験者たちがいた。

彼らは以前にパニック発作を起こしたことがあり、発作の恐ろしさを充分に理解していた。それにもかかわらず、ＣＣＫ４の注射を打って発作を体験することに同意したのである。投与した量は、発作を起こしたことのないグループの半分だったが、９名が発作に見舞われた。しかし発作の経験のないグループと同じく、あらかじめ運動すると、その人数は減少した。発作を起こしたのは４名だけだったのだ。しかも症状も、以前に経験したときほど激しくなかったという。

このように、運動が重度の不安障害に有効なら、現代人の誰もが抱える様々なストレスや不安の感情を抑えるのにも役立つはずである。

第 3 章

カロリンスカ式「集中力」戦略

圧倒的な成果を手にする「没頭する技術」

「精神の力とは働くことだ、休むことでは決してない」

アレキサンダー・ポープ（イギリスの詩人）

物事になかなか**集中**できない。そんなことはないだろうか。

もしあれば、あなたも全人類が所属するクラブの立派なメンバーである。携帯電話やパソコンに気を取られがちな現代社会のなかで、押し寄せる情報の波にのまれずに集中力を維持することなど、ほぼ不可能だ。時間も忘れるほど無我夢中で仕事に没頭できることなどめったになく、私にしてみればひどく贅沢な話である。

「集中力」はいまや、一大マーケットに成長した。集中力が高まると銘打つ自己啓発書やサプリメント、民間療法はあとを絶たないが、そのじつ効果が立証されたものは、まずない。だが、じつをいうと集中力の改善の助けになるどころか、かなりの変化を実感できる方法がある。そう、身体を動かすことである。

このわずか数年の間に、効果的に運動をすれば集中力や注意力が改善され、そのときに脳内で何が起きているかもわかってきているのだ。

たった一つのことに集中する

結論はさておき、まずは順を追って説明しよう。

集中力を高める効果がある、といわれるものがあり、その効果を確かめたい場合、**集中力そのもの**が測定できなくてはならない。だが、どうやって測るのだろうか。「あなたは集中していますか」と聞けばいい話でもない。科学の実験には、もっと客観的な指標が必要だ。

　そこで「エリクセン・フランカー課題」の出番である。

「エリクセン・フランカー課題」とは、モニター上に5つの矢印が表示されるテストだ。被験者は、5つの矢印のうち真ん中の矢印が左右どちらを指しているかを、即座に回答しなくてはならない。5つの矢印すべてが同じ方向を指している場合は（<<<<<）、簡単だ。だが、真ん中の矢印以外のすべてが反対を指しているときもある（>><>>）。コツは、真ん中の矢印以外は無視することで、画面は瞬時に切り替わり、表示時間はわずか2秒だ。

　見るべきものを即座に選んで焦点を合わせ、残りの情報、つまり真ん中以外の矢印を見ないようにするには、脳が要らない情報を遮断しなくてはならない。これを**「選択的注意」**という。

　何の変哲もないテストのようだが、じつはこのテスト、私たちが周囲の環境に気を取られずに物事に集中する力を正確に示してくれる。

「選択的注意」は、意識を集中するには欠かせない能力であり、現代の社会において、この能力が高いことはおおいに強みになる。

　たとえば、オフィスで仕事をしているときの様子を思い浮かべてほしい。

あなたはパソコンの前で作業を進めているが、すぐ近くでは2人の同僚が雑談に花を咲かせている。また、プリンターの前で文書をプリントアウトしている人もいる。携帯からは常にSMSやメールの着信音が聞こえる。

このすべてのなかで、あなたは仕事をしなければいけないのだ。きちんとやり遂げるためには、目の前のことだけに集中し、周囲の雑音にいちいち気を取られてはいけない。これが「選択的注意」の能力である。

そしてエリクセン・フランカー課題は、その能力を測定するためのテストなのだ。

被験者たちがこのテストに取り組んだ結果、**運動によって選択的注意力と集中力が改善する**ことがわかった。

研究チームは、被験者たちの健康状態も調べていた。そして健康状態が万全な被験者は、テスト課題もうまくこなせることがわかった。つまり、選択的注意の能力がすぐれていたのである。

だが、ここで話は終わりではない。

被験者たちがテストを受けている間、彼らの脳もMRIで観察されていた。その画像によると、健康な被験者のほうが、頭頂葉（脳の中央頂部）と前頭葉が活発化していたのだ。その領域は、意識を集中して、その状態を維持する機能をつかさどっていることは興味深い。

いくら「気合い」を入れてもダメ

とはいえ、「健康だから選択的注意力が高い」といいきることはできない。運動したために体調が改善して集中力が高まったというより、もともと集中力の高い人がたまたま運動を楽しむ傾向にあり、そのために健康だったとも考えられる。

そういうわけで、調査は次の段階に移った。新たな被験者の協力を得て、彼らが運動して体調がよくなり、その結果、選択的注意力が改善するかどうかを調べたのである。

被験者は2つのグループに分けられた。一つは週に3回、45分、トレッドミルでウォーキングを行うグループ。もう一つは、身体にあまり負荷のかからないストレッチやヨガを行うグループで、活動の頻度と時間はウォーキングのグループと同じだったが、このグループは一つだけ条件が異なっていた。心拍数が増えないように身体を動かしたのである。

半年後、双方のグループともエリクセン・フランカー課題に取り組んだ。選択的注意力が改善しているかどうか、また両者の脳に目立った違いがあるかどうかを調べるためである。

結果は予想どおりだった。**ウォーキングのグループはテスト課題をうまくこなし、選択的注意力が改善するとともに前頭葉と頭頂葉が活発化**していた。

つまり、その領域が活発化したことによって、選択的注意の機能が高まったのである。この傾向は、ウォーキングをした被験者だけに見られた。習慣的にウォーキングを行う、つまり誰にでもできる簡単な活動を半年続けただけで、脳が大きく変わって、選択的注意力が高まったということだ。

では、その理由は何だろう。

可能性としては、ウォーキングをしたことで、前頭葉の細胞同士のつながりの数が増えたことが考えられる。そのおかげで脳が外からの情報を扱いきれなくなったときに、前頭葉の機能を簡単にパワーアップできるようになったのだ。

いってみれば、周囲に気を取られそうになったときに、あたかも自動車のギアをトップに入れるように、脳がとっておきの「集中ギア」を入れて注意力を高めたということだ。それによって、不要な情報を的確にふるい落とすことができるようになる。

この最終的な結果を見て、研究チームはそれ以外の可能性などありえないほどの確固たる結論に至った。**「脳の働きが活発になると可塑性が促進され、周囲の環境に対処する注意能力も高まる」**というものだ。

しかし、なぜ運動をすると集中力をつかさどる脳の部位が活発に働くのか。また、具体的にどのような運動をすれば集中力が改善するのか。先ほどの実験ではウォーキングに効果が見られたが、ランニングやサイクリング、水泳ではどうだろうか。また、活動時間はどのくらいが適切だろうか。

その答えは、ある研究のなかに見つかるだろう。集中力そのものに問題がある症例の場合に、それが運動によって改善できるかどうかを調べる研究だ。その問題は、ここ数年の間で急激に増えている診断名と関わりがある。

私たちの誰もが、多かれ少なかれその特質を備えているもの――「ＡＤＨＤ」である。

この「ＡＤＨＤ」という症状から、集中力を私たちの手に戻すヒントが見えてくる。

「集中力不足」という流行病

Attention Deficit/Hyperactivity Disorder の頭文字をグーグルで検索すると、約５３００万件がヒットする。

ＡＤＨＤは、私たちの時代で最も認知され、最も議論されている症例だ。

またＡＤＨＤと診断された人の数は、突如として爆発的に増えた。

２０００年前後に『タイム』誌は、あまりにも多くの子どもたちがＡＤＨＤの投薬を受けていることに警告を発し、「子どもたちを薬漬けにしていいのか？」という疑問を投げかけて、おおいに議論を呼んだ。当時、アメリカの10代を含む子どもたちの4～5%がADHDと診断されていた。

そして15年後の現在、その数字はもはや騒ぎ立てるほどのものではなくなった。今、アメリカの10代を含む子どもの12%、つまり**600万人以上の子どもたちがADHDと診断**されているると見られるのだ。

あまりにも急激に増えたために、当初アメリカではADHD治療薬の開発が追いつかなかった。予想を上回る需要に対して、薬の生産がとうてい間に合わなかったのである。スウェーデンは数年の差でアメリカを追う形になったが、やはり診断は急増し、2000年の初頭には1%程度だったものが、今では5%近くにのぼっている。

なぜ集中しても「続かない」のか？

3つの問題を抱えていると、ADHDの診断が下る。「注意散漫」「衝動性」「多動性」である。

学校で、片時もじっと座っていられない男の子がクラスにいなかっただろうか。その子は、まるでピンボールマシンのボールのように教室中を動きまわり、教師が黒板に書くもの以外、ありとあらゆるものに目を向けていたはずだ。とにかく気の向くままに行動するのである。

その子が注意散漫で、衝動的で、多動であることは誰の目にも明らかだ。ＡＤＨＤの診断基準にすべて当てはまる。

しかし私たちにも、この子のようにＡＤＨＤという診断が下るだろうか。

私たちの誰もが、ときには目の前のことに集中できなくなる。だからといって、ＡＤＨＤだといえるのだろうか。

注意力は、睡眠不足やストレス、時間帯、まわりの状況に左右されることが多い。そのうえ、時間が経つにつれて気が散りやすくなる。衝動や多動も同じである。

では、ごく一般的な集中力の低下とＡＤＨＤは、どこで線引きできるのだろうか。控えめにいっても、それはなかなか難しい問題だ。

ＡＤＨＤかどうかは、血液検査やレントゲン検査ではわからない。診断の手がかりは、ＡＤＨＤの基準に当てはまるかどうかを調べるチェックリストだ。

だが、ただ注意力や衝動性、多動性の問題を抱えているというだけでは診断は下せない。そういった問題が日常生活に支障をきたしている場合のみ、ＡＤＨＤとみなされる。

また学校にいるときだけ問題行動が起きる場合は、単に学習環境が劣悪なせいかもしれないので、それだけでも判断できない。

あくまでも学校と家庭で、あるいは職場と家庭で同じ問題が起きることが条件だ。また子どものころからそういった問題を抱えていることも判断の基準になる。

ＡＤＨＤは一過性の風邪のようなものではない。**生涯にわたって続く問題**なのだ。

注意力や衝動性の制御において大きな支障がないかぎり、ＡＤＨＤの診断は下せない。

これはいったい、どう解釈すればいいのだろうか。たとえ注意力が散漫でも、大学を卒業できればＡＤＨＤではないといいきれるのだろうか。

あえて繰り返すが、答えは一つではない。ほかの多くの病気と違って、ＡＤＨＤはグレーゾーンがかなり広い。

比較としては不適当かもしれないが、たとえばＨＩＶの場合なら、医師は「いくらかＨＩＶの傾向がありますね」とは絶対に言わない。ＨＩＶに感染しているかしていないかのどちらかだ。

しかし、「いくらかＡＤＨＤの傾向がありますね」と言うことは充分にありうる。診断は白黒つけがたく、症状は人によって千差万別だ。

にもかかわらず、ある日突然、それが病気なのか健康なのかを決めるために名前を与えるのである。要するに、**集中力に悩む私たちの誰もがＡＤＨＤの要素を持ち、多少なりとも診断基準に当てはまる兆候を示している。**そういった兆候が、とくに強く現れる人もいるということだ。

思考を一点に絞る「フォーカス・メカニズム」

私たちの大半がＡＤＨＤの問題と無縁だといいきれないのであれば、薬以外の対処法を考えるのが賢明だろう。ＡＤＨＤと診断されるほどでなくとも、気が散りやすい傾向があればなおさらだ。

ここで、運動とトレーニングの登場である。運動と集中力の関係は、思いがけないところに端を発する。おいしい物を食べたり、友人と交流したり、仕事で褒められたりしたときに快感を与えてくれるところ、**「報酬系」**である。

「何」があなたの集中力を決めるのか

脳の「報酬系」は驚くほど強力なシステムで、いうなれば私たちを、ある種の行動へと駆り立てる動力源だ。

報酬と関係のある脳の部位はいくつかあるが、通常は**「側坐核《そくざかく》」**が報酬中枢といわれている。この側坐核は、脳内の様々な領域とつながっている細胞がたくさん集まったもので、大きさは豆粒ほど。この場所から「報酬」をもらうと、あなたは心地よい気分になる。

何を隠そう、あなたを動かしているのは、この側坐核なのだ。

脳には、細胞から細胞へと情報を伝えるための物質がいくつかある。専門用語でいう「神経伝達物質」だが、なかでも最も知られているのが**「ドーパミン」**だ。

おいしい物を食べたり、社会と交流したり、また運動や性行為などをすると、側坐核でドーパミンの分泌量が増える。ドーパミンがたっぷり放出されるとポジティブな気分になり、その行動を繰り返したくなる。脳が、また同じことをしろと催促するのだ。

では、なぜ脳は、あなたに食事や人との交流、運動、性行為をさせたがるのか。

答えはごく単純だ。進化の見地では、そういった行動が生存確率を上げ、遺伝子を次の世代へと手渡すことになるからだ。人生における純粋な生物学的欲動とは、生存して遺伝子を残すこと、つまり子どもをつくることである。

そして**脳は、それを指針とするようにプログラムされている。**生きるためには食べなくてはならない。社会との交流は、人類のように、集団生活を営む生物が生き延びるには欠かせない。また、性行為は、生殖を通じて遺伝子を残すことができる。

では、運動はどうだろう。なぜ、運動をすると心地よい気分になるのか。

それは、私たちの祖先が、狩猟や住み処を探すときに走っていたためだと考えられている。どちらも生き延びるための行動であり、そのために脳が報酬を与えてくれていたのである。

彼らは私たちとは違い、楽しんだり体重を落としたりするために走っていたのではない。

生存の可能性を増やすために走っていたのだ。そのため、私たちが運動をすると、今でも脳が「ご褒美」を与えてくれるのである。

これは脳が何万年もの間、変わっていないことを示す証拠の一つである。

「対策」がなければ必ず気は散る

側坐核は、あなたに快感という報酬を与えることによって、生存、または遺伝子を残すための行動へと向かわせる。しかし報酬系は、ただあなたを幸せな気分にするためだけにあるのではない。**意識を集中するためにも欠かせないシステム**なのだ。これを、集中力回復に活かさない手はない。

側坐核は、あなたがご馳走を食べているときや性行為の最中だけ活発になるのではなく、四六時中、休むことなく活動している。そして、**今あなたが行っていることは続ける価値があるかどうかを判断**し、その情報をほかの領域に伝えている。

たとえば、あなたがテレビを観ているとしよう。あなたの側坐核がその番組から充分な刺激を受けない、つまりドーパミンがあまり分泌されないと、あなたの注意力は散漫になり、もっとドーパミンが放出されそうなあらゆるものに目がいってしまう。たとえば、携帯電話を見たら何かいいことがあるかもしれない、というように。

現代の科学では、報酬系の働きに個人差があることがわかっている。生まれて間もなく機能が調整される人もいれば、うまくいかない人もいる。**極端に気が散りやすい人は、報酬系が通常とは異なる状態にある（閾値《いきち》が高い）**ことが多くの研究で判明していて、要は、大部分の人にとってドーパミンが放出されるものであっても、彼らにとっては不充分なのだ。

そうなると報酬系はより刺激的なものを求める。

だが、そこで厄介な問題が生じる。視線がさまよいがちになり、もっと大きな刺激を得られそうなものをひたすら探すのである。すぐに気持ちが高揚するものを求め、時間がかかるものには目を向けたがらない。また、長期的な目標を立てて辛抱強く取り組むことが苦手で、大小様々なものに目移りしがちになる。その結果、不注意で衝動的になり、じっとしていられなくなることもある。

どうしても集中できなくて日常生活に支障をきたしてしまう人、たとえばＡＤＨＤの特徴が強く現れている人は、普通なら報酬が得られるものに対して側坐核が活発に働かない。つまり、報酬中枢を活発に働かせるのに、より大きな刺激が必要なのである。

あなたは「正常」「異常」どちらでもない

現代の脳科学は分子レベルでの研究が進み、**報酬中枢の働きがなぜ人によって違うのか**という問題も解明されはじめている。

報酬中枢でドーパミンが放出されて快感を得るためには、細胞膜の表面にある受容体とドーパミンが結合しなくてはならない。ドーパミンが受容体に取り込まれると、脳細胞がそれに反応して快感が引き起こされるのである。

しかしドーパミンを取り込む受容体がなければ、この反応は起きない。興味深いことに、ADHDの特性を持つ人は報酬中枢におけるドーパミンの受容体が少ないという。これは報酬系がうまく働かず、快感を得るには通常よりも多くの報酬が必要になるということだ。

要するに、報酬中枢を活発化させるには、生まれつき普通よりも多くの刺激が必要な人たちがいるということだ。彼らは、「正常な」報酬中枢を持つ人が興味を持って集中できるもの――仕事、テレビの連続ドラマ、教師が黒板に書いているもの――では、充分な刺激が得られない。そういったものでは、報酬中枢が活発に働かないのである。そうなると退屈してしまい、無意識のうちにより刺激的なものを探しはじめ、集中力が失われる。その結果、仕事や、教師が黒板に書くものに集中できなくなる。

ここでもう一度言おう。私たち全員が、程度の差こそあれADHDの要素を持っている。つまり、報酬中枢は「正常」か「正常でない」かのどちらかではない。**私たちのほとんどが**

その間のどこかにいるのである。

脳に「本当に必要な情報」だけを選んでもらう

ここで少し視点を変えて集中力を見てみよう。

脳の最大の謎、そして、あらゆる科学の謎——それは頭蓋骨のなかのわずか1キログラムあまりの細胞の集まりが、いかにして**「意識」**を持つようになったのか、ということだ。それが、いかにしてあなた自身になるのか。

長い間、意識を解明するなど大それた試みであり、あたかも「人生の意味」を探すようなものだといわれてきた。しかし、現代科学の研究が「意識」という領域にまで踏み込んだことは、決して愚かな試みとはいえない。

近年の医学分野における様々な発見は、意識の研究に役立つまったく新しい知識を数多く提供してくれた。とはいえ、その謎に関心を寄せているのは神経科学者だけではない。物理学者や心理学者、哲学者もまた、その謎を解くために力を注いでいる。

なぜ、ある種の細胞がみずからの存在を自覚できるのか。そしてなぜ、その細胞の集まりである脳が、みずからの仕組みを理解できるのか（つまり、脳が領域ごとに違う仕事をこなせているのはなぜなのか？）。

この研究は、私たちをどこに連れていくのだろう。また、私たちの意識は、いったいどこにあるのか。一言でいえば、それはわからない。意識が何であるかさえ、わかっていないのだから。

とはいえ、何かしらの答えをひねり出した歴史上の偉大な思想家たちはいる。

たとえばプラトンは、私たち人間の肉体が意識をつくり出せるとは考えなかった。

博学者レオナルド・ダ・ヴィンチは、意識が脳とつながっており、液体で満たされた空洞、つまり脳室にあるという説を唱えた。

哲学者のルネ・デカルトは、私たちの意識は松果体《しょうかたい》という脳内の小さな器官に座すと考えた。今では、その松果体は睡眠のリズムを調整するメラトニンというホルモンを分泌する腺として知られている。

彼らに敬意を払わないわけではないが、現代の神経科学の研究によって、この天才たちの説は誤りであることが立証されている。今では、**私たちの意識が実際に脳のなかにある**という事実に異論を唱える者はいない。

しかし、特定の1か所にあるわけではないこともわかっている。嗅覚や視覚、聴覚はそれぞれ中枢があるが、意識の中枢というものは存在しない。意識とは、大脳皮質の各領域が構築する発達したネットワークのなかにあり、様々な知覚（視覚や聴覚など）をつかさどる領

「思ったこと」と「意識」は違う

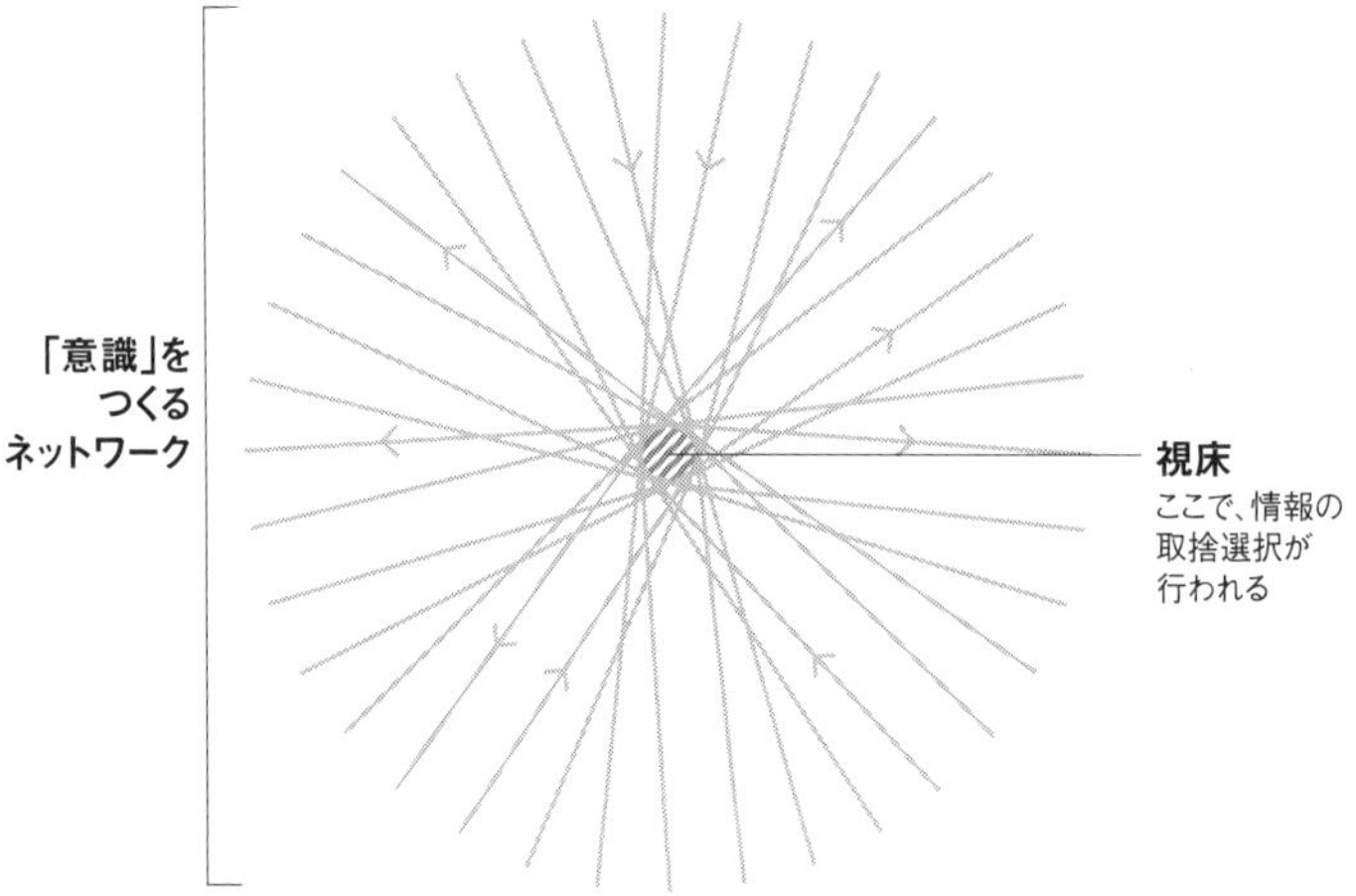

域を含めて前頭葉と側頭葉が連携した結果だと考えられている。

「視床」と呼ばれる脳の器官があるが、ここは脳内で中継地点のように働く場所だ。ちょうど自転車の車輪のハブから何本もの輻《や》（スポーク）が放射状に伸びている様子をイメージしてほしい。わかりやすくいうと、感覚の刺激などの情報が脳内の各領域から視床に集まり、今度はそこから発達したネットワークを通じて別の領域に広がっていくのである。

そして、**意識が生まれると考えられているのは、このネットワークのなかだ。**

それが「集中力」とどう関係があるのか。

意識という概念には哲学的、科学的に興

味を引かれるが、じつは意識は注意力や集中力とも密接に関わっている。

意識のなかでは、様々な領域から運ばれた情報がせめぎ合い、脳は常にはち切れそうな状態にある。足や腕が今どの位置にあるか、部屋は暖かいか寒いか、身体のどこかに痛みを感じているか、今何を見ているのか、あるいは何を聞いているのか——たとえば、この本に書かれた言葉や、通りから聞こえてくる車のクラクションの音——などの情報が、あなたの脳に入ってくる。

あなたの意識はこういった情報をすべてふるいにかけ、今、脳が集中すべきもの——願わくば、この本の言葉でありますように——と重要でないものを判別しているのである。

「ドーパミン」で雑音を消す

たとえば、あなたがカフェにいて、本を読んでいるとしよう。

まず、あなたは周囲の人々の話し声で店内がざわついているのを感じ取る。だが、そのざわめきは少しずつ遠のいて、自分が今読んでいる本に集中できるようになる。

もう、ざわめきは聞こえていないが、脳にはあいかわらず、その音が入ってきている。もし店内で、誰かがあなたの名前を呼ぼうものなら、あなたは自発的には聞いていなかったのにその声に反応する。自覚していなくても、脳の一部は聞いていたのである。

あなたは、その声の方向に注意を向ける。もちろん、その反応は無意識のうちに起こる。

これは脳の驚くべき力だ。私たちが気づかないうちに、おびただしい数の情報を処理し、重要だとみなしたものだけを知らせて注意を促すのだ。

感覚中枢から伝えられた雑音のボリュームを下げ、目の前のことに集中するためには**「ドーパミン」が必要**だ。ドーパミンは単に「報酬の脳内物質」であるだけでなく、非常に重要な役割を果たす、集中力を保つためには絶対に欠かせない物質なのだ。

ドーパミンが不足すると周囲の音に気を取られ、目の前のことに集中できなくなり、苛立ってくる。誰でも、そんな経験があるはずだ。心が乱れ、神経質になり、上の空になる。睡眠不足や二日酔いなら、なおさらである。

奇妙に思うかもしれないが、じつは頭のなかでは別の雑音も鳴り響いている。それは感覚中枢から伝わってくるものではなく、**もとから脳内に存在する唸りのような音**だ。誰でも聞き覚えがあるものだが、それが聞こえたからといって別に正気を失っているわけではない。

その音は、脳細胞が自発的に活動するたびに生じると考えられている。この雑音は決してやむことはないが、通常はドーパミンがその情報をふるい落としているため、私たちが気づくことはない。しかしドーパミンのシステムがうまく働かないと、感覚中枢から伝わる外部からの雑音と同じように、その音が聞こえてしまう。

神経科学の研究調査によれば、ADHDの人の場合はこの脳内の雑音が大きく、それがうるさくて集中できないという。そして内部の雑音が聞こえれば聞こえるほど、集中することが困難になる。

だが興味深いのは、ドーパミンの分泌量が増えると、この単調な唸りの音も止まることだ。**感覚中枢から伝えられる雑音（たとえばカフェのざわめきなど）と、もともと脳内にある雑音の両方が消える**のである。

たとえばどの局の周波数にも合わせていないラジオからは、耳障りなノイズが聞こえる。ドーパミンは、そのボリュームを下げて消してくれると考えればいい。わずらわしいものが消えてなくなり、ようやく目の前のものに意識を向けることができるのだ。

集中物質「ドーパミン」を総動員する

ドーパミンの分泌量が減ると、あるいはうまく調整されないと雑音が発生する。そしてドーパミンが取り込まれないために集中力自体も低下する。

となれば当然、集中力を改善するための治療をすることになる。人工的な手段によってドーパミンの分泌量を増やして安定させるのである。

ADHDを薬で治療する理論は、たいていこれにもとづいている。薬によってドーパミンの分泌量を増やし、集中力を改善させるのである。ＡＤＨＤと診断された人の多くが、薬の服用によって感覚が鋭敏になり、頭がすっきりしたと言っている。おそらく雑音、つまり脳内の音と外界からの雑音の両方がやんだためだろう。しかし薬を服用しても、すべての人に効果があるわけではない。それに、薬を飲みたくない人はもっと多い。ＡＤＨＤの症状が少なくても、気が散りやすいことで悩んでいる人もいる。

では、薬に頼らずにドーパミンの分泌量を増やす方法はないのだろうか。それがあるのだ。そう、身体を動かすことである。

ドーパミンが増える「条件」は解明済み

なぜ運動が、ＡＤＨＤの傾向のあるなしにかかわらず集中力を改善するのか。その最も大きな理由はおそらく、運動によってドーパミンの分泌量が増えると、注意力と報酬系のシステムがうまく調整される（報酬中枢の側坐核にドーパミンが行き届いて、「今やっている行動は続ける価値がある！」と判断する）ためだろう。

今では、**運動をした直後にドーパミンの分泌量が増える**ことがわかっている。**運動を終えた数分後に分泌量が上がり、数時間はその状態が続く**。そのため運動後には感覚が研ぎ澄まされ、集中力が高まり、心が穏やかになる。頭のなかがすっきりして、物事に難なく集中できるようになる。そして、唸りのような雑音も消えるのだ。

加えて、身体に与える負荷が多いほど、ドーパミンの分泌量も増えるようだ。そのため、**ドーパミンの量を増やすには、ウォーキングよりもランニングのほうが適している。**

初めてランニングやサイクリングをしたときに、すぐに気分がよくならなかった、あるいは集中力が改善されなかったからといって、あきらめてはいけない。ドーパミンは、運動の時間が長くなるにつれて増えていくからだ。

脳は、徐々にドーパミンの量を増やしていくと考えられている。

そのため、トラックを回る回数を増やせば増やすほど、報酬としてドーパミンがたっぷり放出される。また、ドーパミンには幸福感をもたらす効果もあるため、運動を終えるたびに心地よい気分になる。すると、集中力もさらに高まる。

いいかえるなら、**運動は集中力の改善にすぐれた効き目を発揮する、副作用のまったくない薬**だ。しかも運動の時間が長ければ、それだけ効き目もはっきりと現れる（だからといって無理は避けるべきだが）。

こうすると、「もっと」集中できるようになる

ドーパミンは、前頭葉（前章で散々登場！）にも多大な影響を与えている。

脳内で様々な決定を下しているのは前頭葉、とくにその前の部分の前頭前皮質だ。前頭前

皮質は脳の司令塔であり、どこよりも発達した部位でもある。その場の思いつきで行動せず長期的な目標を設定して達成する力は、ここで生まれる。

また、抽象的思考や数学的思考、論理的思考など、私たち人間をほかの生物とはっきり線引きする発達した認知機能も、ここがつかさどっている。

さらに**前頭葉は、集中力をコントロールする役目も果たしている。**わかりやすくいうと、脳の奥ではおびただしい数の情報が入り乱れているのだが、前頭葉にはこの混乱を鎮め、フィルターで雑音を取り除き、物事に集中できるようにする役目もあるのだ。

ということは、運動してドーパミンを増やせば、**報酬系と前頭葉、2つの「集中力を左右する部位」に一気にアプローチできる**のである。

「マシュマロ」で実験をする

前頭葉は、私たちの人生が将来どうなるのかという点にも深く関わっているという。

1970年代に、心理学の大学教授であったウォルター・ミシェルは、「ご褒美をもらうために我慢できるかどうかで、その子の未来を予測できる」と明言した。自制心は、主に前頭葉がつかさどる機能だ。

ミシェルの有名な実験の内容は、4歳児の目の前にマシュマロを1個置き、すぐに食べてもいいが、20分待てば2個もらえるというものだ。ほとんどの子どもたちは2、3分しか待てずにマシュマロを食べてしまった。いっぽう、もう少し長く我慢できた子もいて、20分どうにか我慢して、マシュマロを2個勝ち取った子どももいた。

ミシェルは数十年にわたり、この子どもたちの追跡調査を行った。

そして、**マシュマロを2個もらうために我慢できた子どもは、おおむね学業でもよい成績を挙げ、最終学歴も高等教育レベルに達していた。**アルコールや薬物依存、肥満の問題を抱えることも少なかった。またストレスにも上手に対処していた。前頭葉の機能の違いは、すでに人生の初期に見られ、一生涯にわたって影響をおよぼすということになる。

4歳児にとって、甘いお菓子を食べたいという欲求を抑えるには相当な自制心が必要だが(大人でも同様だ)、その力は集中力ともつながっている。

実験においてマシュマロを我慢できた子どもたちがいた理由は、その子どもたちの集中力がすぐれていたからで、そのおかげでご褒美を獲得できた。実験の映像には、子どもたちが我慢の限界に達すると、気を逸らそうとして目の前の椅子を何度も蹴りつける様子が映っている。20分待つことができた子どもたちに、どうして待つことができたのか尋ねたところ、**「あと少し待てばマシュマロが2個もらえる、そのことばかり考えていた」**と答えた。

この実験で観察された集中力と自制心は「認知制御」ともいわれる実行機能で、ウォルター・ミシェルの言葉によれば、脳の「クール・システム」の一つだという。

いっぽうノーベル賞受賞者のダニエル・カーネマンは、これを「システム2」――時間をかけて熟考する脳のシステムだと考えている。歴史上の科学者や研究者たちも、思い思いの言葉で表現しているが、基本的にはすべて同じものを指している。

それは**「高次の思考によって衝動を抑え込む働き」**であり、目の前の状況に集中するべく前頭葉と前頭前皮質がつかさどっている能力である。そして何を隠そうこの働きも、運動によって強化することができる。

「自制心」を科学的に高める

前章でお伝えしたように、前頭葉は運動で何より強化できる領域の一つだ。

運動を習慣にしている人の前頭葉は、脳のほかの領域との連携が強くなり、残りの領域にも影響を与えて制御できるようになる。また前頭葉で新しい血管がつくられ、それによって血液の供給量が増え、老廃物がきれいに取り除かれる特典もある。

ウォーキングやランニングで前頭葉は強く活性化するが、前頭葉強化による集中力アップに関していえば、すぐに効果を得るのは難しい。定期的に数か月ほど続けて、ようやく集中力が持続するようになったと実感できるはずだ。

とはいえ、前頭葉の機能や構造は変わりやすいため、マシュマロ実験を行ったウォルター・ミシェルは、この実験結果を慎重にとらえ、誘惑に抗えなかった子どもたちが必ずしものちの人生において問題を抱えるわけではないことを強調した。自制心は鍛えることができるのだ。

それには、おそらく運動が最も重要な第一歩になる。脳があなたをコントロールしているのではない。あなたが自分の行動を通して、脳をコントロールしているのだ。

最高のコンディションを手に入れたいのなら、常に身体を動かすことを心がけてほしい。

「注意散漫」の最新サイエンス

前頭葉とドーパミンの働きが集中力を高め、その働きは運動によって促進されるとなれば、少なくとも理論上は運動によってADHDを治療できると考えていいはずである。

しかし当然ながら、理論と現実は必ずしも一致しない。では、最新科学の研究は何を伝えているのだろうか。運動で集中力が高まるのなら、ADHDの治療にも役立つのではないだろうか。

その答えを見つけるため、ある科学者のグループが17人の子どもたちを対象にして実験を行った。

被験者となった子どもたちはみな過活動で、ＡＤＨＤの可能性が高いと診断されていた。子どもたちは8週にわたって、授業が始まる前に普段とはいささか勝手が違う遊びに興じることになった。息が上がり、心拍数を増やすことを目安にした遊びである。

そして8週間後、子どもたちは集中力や協調性を調べるための各種の心理テストを受けた。さらに保護者や教師たちから、子どもたちに変化があったかどうかを訊いた。

この活動をすることで、子どもたちに何らかの効果はあったのだろうか。保護者や教師、研究者、指導者たちの話によると、**3分の2を超える子どもに集中力の改善が見られた**という。とくに際立っていたのは、「行動の抑制」と呼ばれる力が改善されたことだ。「行動の抑制」とは、些細なことに対して衝動的に行動しないよう自制することだが、ＡＤＨＤの子どもたちは、これが非常に苦手なのだ。

希望が持てる結果は得られたものの、あくまでも小規模な調査で得られた結果である。そのため、今度は200人以上の子どもを対象に、同じ形式で調査が行われた。

被験者の半数は、ＡＤＨＤの可能性のある子どもだった。12週にわたり、子どもたちは集団で、学校のある日に毎日1時間半ずつ、心拍数を増やすことを目安に遊んだ。また比較のため、一部の子どもたちは絵やスケッチをするといった静かな時間を過ごした。

このときは心理テストはなく、毎日子どもたちと接触していた保護者や教師たちの話のみが判断材料になった。ヒアリングしたのは、一つのことにどれだけ注意を向けていられるか、また多動性や集中力、まわりの子どもたちと仲良くできるかといったことだ。

遊びに興じた子どもたちは集中力が改善され、気分のムラが減り、癇癪《かんしゃく》もあまり起こさなくなったという。その変化は、とりわけ家庭においてはっきり見られた。また、効果は活発に遊んだ子どもたち全員に見られたが、最も大きな変化が認められたのはＡＤＨＤの兆候を持つ子どもたちだった。

集中力回復にかかる時間は「最短5分」

先ほどの実験は数か月にわたるものだったが、じつのところ集中力が高まる効果は、すぐに現れる。

ある研究によれば、**わずか5分ほど身体を活発に動かすだけでも子どもの集中力が改善され、ＡＤＨＤの症状も緩和される**という。

この結果に対し、単にあり余ったエネルギーが発散されて穏やかになったと考える人もいるかも知れない。

だが、そんな単純な問題ではない。ただエネルギーを使い果たしただけではとうてい得られないような、まさに劇的な変化が見られたのである。

「日中の過ごし方」が思いがけず影響する

ここまではＡＤＨＤの兆候が強い場合、とくに子どもが身体を活発に動かせば集中力が改善するという話をお伝えした。しかし私たち、つまりはっきりとＡＤＨＤの兆候が見られない大人の場合はどうだろうか。同じように集中力の改善が期待できるのだろうか。

もちろん可能で、ある研究がそれを明確に立証している。

その調査は17歳の一卵性双生児２００組を対象にして行われた。研究チームは、双子たちの日常的な集中力について知るため、14の項目に分かれた質問リストに回答するよう保護者たちに求めた。たとえば注意力、多動性、衝動性といった項目だ。

そして3年後、この双子たちが20代になったころにもう一度、保護者たちに同じリストによる回答を求めた。

その結果、ほとんどの被験者は前回よりも集中力が上まわっていた。だが、抜きんでて集中力が高くなっていた被験者たちがいた。**余暇に身体活動を行っていた被験者**である。つまり、日ごろ活発に身体を動かせば動かすほど、集中力も高まるということだ。

また、双子のうちの片方の被験者は身体を動かし、もう片方は静かに過ごした場合でも同じ結果が得られた。**身体を動かした被験者のほうが、もう片方よりも集中力がすぐれていた**のである。

この事実は、**集中力の違いは遺伝子や環境ではなく、生活習慣による**ことを示唆している。興味深いのは、この研究がＡＤＨＤの兆候が見られない若者を対象にして行われたことだ。その場合でも身体を活発に動かした被験者のほうが、座りがちだった被験者よりも、集中力や衝動を抑える能力が高まっていたことは非常に示唆に富んでいる。

自分をコントロールして最後までやり抜く

それにしても、なぜ身体を動かすと集中力が高まるのだろうか。その答えは、過去を振り返れば見つかる。それは私たちの祖先がサバンナで暮らしていたことに関係している。

私たちは気分をリフレッシュさせるため、健康のため、また体重の増加を抑えるために走る。だが祖先には、そんなことはどうでもよかった。彼らが走ったのは食料を手に入れるため、そして危険を避けるためだ。いずれにせよ、注意を怠ることは命取りだ。

背後にライオンが忍び寄ってきたとき、またレイヨウを仕留めようと構えているときに、ミスは絶対に許されない。そういった環境で生存するためには、精神を集中することが武器となる。

生存の可能性は、脳が集中力を高めることによって増える。私たちの脳は、祖先がサバンナで暮らしていた時代からさほど進化していないため、現代でも、とくに運動しているときに同じメカニズムが働く。**身体に負荷を与えると、脳はそれが生死を分けるほど重要な行動だと解釈するのである。そして結果的に集中力が高められる**のだ。

「あきらめるとき」と「粘るとき」

私たちは、注意力が極端に欠如していることやADHDの症状を好ましくない特性と考えがちだ。確かに、こういった特性は医師の診断が下る前に問題視されることが多いので、それも無理からぬ話だ。

しかし、衝動や多動という特性は、強みにもなる。結果が出るのをじっと待っているのが苦手な人たちが多くのことを成し遂げられるのは、じっくり腰を据えて結果を待つ忍耐力を持たないためでもある。**成功したビジネスリーダーや起業家の多くに、ADHDの特性が見られるのは決して偶然ではない。**

ケニア北部の砂漠で生活しているアリアール族は、ADHDが決して好ましくない特性ではないことを教えてくれる好例だ。この部族は今でも、何千年も前と同じように水や食料を求めて家畜とともに移動する生活を続けている。しかし数十年前に、この部族は2つの集団に分かれた。一つは1か所に定住して農業を営むようになり、もう一つはそれまで同様、遊牧民として狩猟採集生活を続けた。

科学者たちは、このアリアール族から血液を採取し、遺伝子を分析した。何より興味を引いたのは、脳における「ドーパミンの働きに不可欠な遺伝子の存在」だった。

この**「DRD4」**という遺伝子は全人類が保持し、集中力の機能に欠かせないものだ。DRD4にはいくつかの多様体（バリエーションがあるということ）があり、その一つがADHDの人に共通して見られる。もとよりADHDを引き起こす唯一の遺伝子というものはなく、またDRD4自体がADHDを引き起こすわけでもない。とはいえ、DRD4はADHDと最も関連性の高い遺伝子の一つとされている。

科学者が調べたところ、このアリアール族のなかに、DRD4のうちでADHDと関連性の高い多様体を保持する人たちがいることが明らかになった（ADHDは単一の遺伝子によって起きるわけではないが、ここからはそれをおおざっぱに「ADHD遺伝的多様体」と呼ぶことにする）。それ以外の人たちは、ADHDとは関連性のないDRD4の多様体を保持していた。

これは予期されていたことだ。だが科学者を驚かせたのは、**「ＡＤＨＤ遺伝的多様体」を保持する遊牧民のほうが、関連性のない遺伝子を保持している遊牧民より栄養状態がよかったこと**である。いいかえれば、狩猟採集生活を営む遊牧民のなかで「ＡＤＨＤ遺伝的多様体」を持っている人のほうが、ない人よりも食料を多く調達できるということだ。

だが、農耕生活を営むアリアール族の集団では、その状況が逆転していた。「ＡＤＨＤ遺伝的多様体」を保持する農民は、それを持たない農民と比べると栄養状態が劣っていたのだ。となれば、「ＡＤＨＤ遺伝的多様体」は狩猟民族にとっては有利に働くが、農耕民族にとっては不利になると考えられる。

同じ遺伝子が、ある環境で暮らす人にとっては強みとなり、別の環境で暮らす人では弱点になるのである。

この調査から導き出せる一つの結論は、私たちがＡＤＨＤの症状だと考える特性、つまり**衝動性や多動性は、迅速な決断が必要な活動的な環境で暮らす狩猟民族にとっては有利になる**ということだ。

いっぽう農耕民族は、すばやく行動する必要はない。彼らの環境では、長期的な目標に向かって精神を集中し、忍耐強く作業に取り組むことのほうが重要であり、そこではＡＤＨＤ

の特性が障害となってしまうのだ。

問題の「本当の原因」は何？

ADHDの遺伝子が、アリアール族のハンターにとって強みになるという結果は、興味深い可能性を示唆している。

それは狩猟生活を送っていた私たちの祖先にとっても、この遺伝子を保持していることが有利に働いたのではないかということだが、おそらく事実であろう。

歩きまわり、狩りをし、食べ物がなくなれば別の場所に移動するといった生活のなかでは、じっとしていられずに思いつきで行動することが、「行動力があって迅速に判断を下す」ことと同じ意味なのかもしれない。ADHDの特性を持つ人にとって、このような環境は最適といえるだろう。

人類の歴史のほとんどで、私たちはそういった環境で暮らしていた。となれば、私たちがADHDと呼ぶ特性は、歴史的に見れば恩恵である。もし衝動性と多動性がトラブルを引き起こすばかりで何の益もなければ、これほど多くの現代人がこの問題を抱えていることの説明がつかない。**本当に不要な特性であれば、進化の過程ですでに淘汰されていたはず**だ。

おもしろいことに、ＡＤＨＤの遺伝子はハンターのみに有利になるわけではない。この遺伝子は、遊牧民にも共通するものだといい、新しい環境を求めて旅に出るという欲求にもつながっていると考えられている。いわば**「探検家の遺伝子」**である。

人類は東アフリカを発祥の地とし、10万年かけて地球上に徐々に広がっていった。新たな環境を求めて未知の世界を探し出そうとするのは私たち人類の根本的な特性であり、生存に欠かせない行動でもあった。この潜在的な探求の精神こそが、今私たちがＡＤＨＤと呼ぶ人々のなかにあるものなのだ。

一つの遺伝子が環境によって有利にも不利にもなるのは、アリアール族にかぎらない。私たちの社会においても同じことがいえる。ある種の社会的状況や職場ではトラブルとなりがちな特性も、別の場所では好ましい特性になることがある。

厄介なのは、ＡＤＨＤの特性を役立てられる場が現代社会ではあまりないことだ。危険を冒したり、思いつきで行動したりといったことは、現代社会ではなかなか受け入れられない。それは避けるべき行動であり、子どもにはそんなことはするなと言い聞かせなくてはならないのが現状なのである。

いいかえれば、たとえ**ＡＤＨＤの特性がサバンナのハンターにとっては強みであっても、**

現代社会では問題視されるということだ。

私たちは食料を手に入れるために狩りはしない。スーパーマーケットで買う。未知の環境を探そうとする遺伝子を持っていても、そんな環境などたくさんあるものでもない。新たな住み処となる、まだ誰にも知られていない豊沃な谷を探そうとしても、そんな場所はもう残っていない。それどころか、じっと座っていられないと非難さえされてしまう。

子どもたちは学校で、小さな音に気を取られて黒板に集中できないと叱られてしまうのだ。

現代は、ＡＤＨＤの人にとっては受難の時代である。昔なら有益とされたものが、現代の都会の生活ではトラブルの種となり、結局は無理やり薬で抑えるよりほかないのだから。

「サバンナだったら」と考える

とはいえ、進化の見地では、ＡＤＨＤを単に厄介な問題だと考えるのは浅はかである。それに、薬のほかにもＡＤＨＤの問題の解決策はある。生活習慣を変えて、原始のころの暮らしに近づけることも一つの方法だ。

私たちはもうサバンナには戻れないが、外に出て走ったり、ジムに通ったりすることはできる。私たちの身体はもともと環境に適応したつくりになっているが、その環境があまりにも急激に変化したため、そのぶん認知能力にしわ寄せが来て集中力が奪われているのである。
それが、ＡＤＨＤ、ひいては集中力に悩む人々にとって運動が有益な理由だと考えられる。肉体に負荷がかかる行為は太古の昔に人類がごく自然に行っていたことであり、それが生命を維持していたのだから。

全人類の脳は身体を動かすためにできているが、ＡＤＨＤの人々の脳はとりわけ動くことに適している。**運動やトレーニングによってＡＤＨＤの人々の集中力が改善されるなら、ときどき物事に集中できなくなる私たちにとっても有益なはず**である。

つまるところ、私たち全員がＡＤＨＤの特質を多少なりとも持っていることを忘れてはならない。

この章で述べたように、集中力が損なわれる理由は一つではない。側坐核、つまり報酬中枢の働きは人によって違うため、それも一つの要因になりうる。脳内の雑音の大きさも人それぞれで、前頭葉がその音を鎮めて神経を研ぎ澄ませる働きも、強い人と弱い人がいる。いいかえれば、集中力が衰える理由は様々ある。だが、その理由が何であれ、集中力は身体を動かすことで改善される。

結論を言おう。**身体を動かせば脳の機能が変わり、脳本来のメカニズムが活性化すること**

であなたの集中力が高まるのである。

もっとも厳しい「2日間」を乗り切る

今や情報はデジタル方式が主流となり、**人類の歴史が始まってから2003年までの分量に相当する情報が、わずか2日で生み出されている。**そして私たちは、パソコンやスマートフォンから続々と送り出される情報の波に押されて喘いでいる。だが、その膨大な量の情報を扱うべき肝心の私たちの脳は、何千年が過ぎようと、ほとんど進化していない。

このような環境にあれば、一つのことに集中できないのも当然であり、情報の波にのまれないためには何かしらの対策が必要だ。そういった問題を解決する手段は、病名をはっきりさせることや、薬を処方してもらうことだけではない。生活習慣を見直すこと、そして集中力を取り戻すためには、何を変えればいいのかについて考えるべきであろう。

科学の研究は、本当に効果のある「精神を集中するためのギア」はサプリメントでも、脳トレ用のアプリでもなく、身体を動かすことであるという事実を明らかにした。後述するように、脳トレには効果がないことは確認済みなのだから。

たとえ私たちの社会が、もとより身体が適応していた時代からどんどん遠ざかってしまったとしても、よく動きさえすれば、今でも身体は昔と同じように反応する。それを踏まえて、運動やそれが集中力に与える影響について考えるべきである。

この章を読んだら、ぜひ身をもって実感してほしい。もっと身体を動かせば、物事に集中できるようになる。あなたがＡＤＨＤであってもそうでなくても、また子どもでも大人でも。

集中力を脳に戻すプラン

歩くよりは走ろう。身体に負荷がかかればかかるほど、脳はドーパミンやノルアドレナリン（集中物質）をたっぷりと放出する。理想的な心拍数の目安は、最大心拍数（２２０から年齢を引いた数字）の70〜75％だ。たとえば、あなたが40代であれば、１分あたり１３０〜１４０回を目標にするとよい。50代ならば、少なくとも１分あたり１２５回には上げたい。

運動は朝にしよう。集中力を高めたければ、日中の早い時間、少なくとも午前中に行えば、その後もしばらくは効果が続く。運動してから数時間経つと、効果は徐々に薄れていく。一般的に集中力が必要なのは昼間であって、夜ではない。

可能であれば30分続けてみよう。少なくとも20分は続けたいが、30分のほうが充分な効果が期待できる。

そして、運動を習慣にしよう。集中力が（ストレスや全般的な健康状態でも）改善される効果が定着するまでには、しばらくかかる。だから途中であきらめないでほしい。成果を手にするためには、「集中力」を発揮して忍耐強く続けなくてはならない。

Column

「ソファ」に座るとバカになる？

あなたはこの見出しを見て「座ってばかりいると様々な疾患が誘発される」という意味に取ったのではないだろうか。

じつは身体を動かさないと、より深刻な事態を招いてしまうらしい。思考が遅くなり、判断力が鈍るというのである。

アメリカの研究チームが国内の若者3200名を対象にして、25年にわたる調査を行った。調査の期間、若者たちが身体を動かした度合や、テレビの前で過ごした時間が記録された。また、記憶力を測るために彼らは様々な心理テストも受け、記憶力や集中力、認知処理の速度、つまり思考の速度を調べられた。

その結果、座りがちだった被験者は、集中力と記憶力が損なわれていることがわかった。また思考も遅くなっていた。その差は歴然としていた。とりわけ座る時間が長く、1日に3時間以上じっと座っていた人は惨憺《さんたん》たる結果だった。

本書では運動が脳にたちまち効果をおよぼすと述べているが、この調査は25年にわたって行われ、その間に脳の機能は徐々に変化していった。調査の結果は、身体を動かすことが私たちの知能に長期的に大きな影響をおよぼすことを示している。

長時間座りっぱなしでいると集中力が損なわれるだけでなく、不安やうつになりやすくなる。さらには認知機能も損なわれて、頭の回転が遅くなるのだ。

第 4 章

「やる気」の最新科学

目標まで迷うことなく一気に突き進む

「あなたが不機嫌なら散歩に出かけなさい。それでもまだ不機嫌なら、もう一度散歩に出かけなさい」

ヒポクラテス（古代ギリシアの医者、医学の父）

この章では、モチベーションを高める役割を担う「ある脳内物質」を取り上げたい。その物質が果たす役割は本書全体を通じて大きく、**最強の脳内物質**といえるだろう。

そんな魅力的な物質を紹介する手始めとして、エネルギッシュな状態と相対する「うつ」を題材にしたい。

読んでいるあなたがたとえうつ病でなくても、この沈鬱な病から学べるところは大きい。

数年前の11月の夜、私は精神科医として勤務していた病院の救急外来の同僚から、40代の女性を診てほしいと頼まれた。同僚は、その女性の症状を手短に書き留めていた。「目立った病歴なし。重度の疲労感が丸1日続いている。検体検査でもCTでも異常なし。うつ病?」

私が診察したところ、女性は、その日の朝から強い倦怠感が抜けないという。自分が何か変わった病気にかかったと思い込んでおり、ひと通りの検査をしたが何の異常もないという言葉を、なかなか信じようとしなかった。そして「何か見落としがあるはずです」と言い張った。

最近の生活について私が尋ねると、女性はそんなことがどう関係あるのかわからないという顔をしながらも、この1年間、まったく余裕のない日々が続いていることを打ち明けてくれた。仕事の量が増えたうえに課された職務範囲が明確でなく、職場でつらい思いをしているというのである。しかも夫婦で家を購入したばかりで、みずからリフォームしている最中でもあるという。

家庭でも職場でも仕事が山積みの状態だったが、それは今に始まったことではないらしい。いつもの暮らしに別段変化はなく、それまで忙しいことを負担に思ったこともないという。

意欲が湧かないのはなぜ？

しかし、その年の秋に入ってから状況は一変した。疲労感がたまったまま、抜けなくなってきたのだ。家にこもりがちになり、友人とも連絡を取らなくなった。

乗馬が趣味で競技会に出場するほどの腕を持ち、また読書をして時間を過ごすことも多かったそうだが、厩舎《きゅうしゃ》には1年以上行っておらず、最後に本を開いたのがいつだったかも思い出せなかった。馬に乗りたいという気持ちはまったく起きず、本を読んでも集中できずに、すぐ投げ出してしまうあり様だった。

そして、その日の朝に目が覚めたとき、彼女はベッドから起き上がることができなかった。身体が鉛のように重くて動くこともままならず、見るに見かねた夫が救急外来に連れてきたというわけである。

最初、私の同僚は感染症だと考えたが、血液検査ではその兆候は見られなかった。ＣＴスキャンで脳も調べたが異常は認められず、病気を疑うようなものは何一つ見つからなかった。精神科医の診察を受けるように言われたとき、彼女は躊躇した。身体の調子が悪くて病院に来たのに、なぜ精神科医の診察が必要なのかと思ったのだろう。しかも生まれてこのかた、精神的な疾病など一度も経験したことはなかったのである。

　結局のところ、内科医が奇病を見落としたわけではなく、この女性は「うつ病」を患っていた。彼女は、どうすれば治るのかと尋ねた。私は、今の仕事のペースを少し落とすことを勧めた。そして、休暇を取るか、作業時間を減らすよう忠告し、抗うつ剤という選択肢があることも教えた。また、セラピーについても説明した。

　すると彼女は、薬は絶対に飲みたくないと答えた。過去に自分の母親が抗うつ剤を飲んでいて、好ましくない副作用があったというのだ。また、セラピーにも懐疑的だった。「何かほかに方法はないでしょうか？」そう訊かれて、私は言った。

「じつは**運動には抗うつ剤と同じ効果がある**んですよ。ただしランニングを1回につき、30分以上は続ける必要があります。できれば週に3回行ったほうがいいでしょう。効果が実感できるまで数週間かかりますが、もし効けば、抗うつ剤と同じ効果がありますよ」

　彼女の状態では週にランニングを3回というのは無理があったため、まずは定期的なウォーキングから開始した。最初の数日は10分ほどしか歩けなかったが、徐々に歩く時間を長くして、ペースも上げていった。そして3週間後に再び病院にやって来たとき、まだ疲労感は抜けきっていなかったものの、1回につき15分のスロージョギングができるまでに体力は回復していた。

数週間と続けるうちに、彼女は少しずつ運動の強度を上げていった。初めて救急外来を訪れてから4か月が過ぎるころには週に3回走れるようになり、ときには1時間近く走ることもできた。

体調の変化には目を見張るものがあった。全般的に健康になり、夜もぐっすり眠れるようになっていた。また、短期記憶や集中力も改善した。職場でも家庭でも些細なことで不安を覚えなくなり、ストレスも減っていった。

乗馬も再開し、友人たちとも連絡を取り合うようになった。仕事もきちんとこなせるようになった。家族はあまりの変化に驚いて、こう言ったという。「ママが帰ってきた！」

だが、この女性が何より喜びを感じていたのは、自分自身の手で状況を変えたことだった。つまり、家から飛び出して走ったことである。最初はかなりの体力的がんばりを要したが、しばらく続けるうちに少しずつ楽になっていくのを感じたという。

「気の持ちよう」では一向に解決しない

誰でも、ときには気持ちがふさぐものだ。しかし何週間もふさぎ込み、将来のことを思って悲観的になり、普段なら楽しめることも楽しめなくなったのなら、「うつ病」の可能性が高い。

うつ病の症状は、人それぞれだ。極度の疲労感で朝起きられなくなる人もいれば、不安でたまらず、夜眠れなくなる人もいる。食欲が落ちて痩せる人もいれば、いくら食べても満腹感が得られず、急激に太る人もいる。うつ病には様々なタイプがあるが、すべての人に共通しているのは、計り知れないほどの苦悩を抱えていることだ。

今は、薬でうつ病を治せることを知らない人はいないだろう。

ところが、運動が身体にいいことは知っていても、その効果がどの程度のものであるかや、**運動そのものが意欲を育てる**ことを知っている人はほとんどいない。運動は、副作用が一切ない薬だ。少しだけ気持ちが滅入っている人でも、深い苦悩を抱えている人でも、たいていは運動をすれば晴れやかな気分になれるのである。ある「秘密の効果」によって。

「もっといい方法」がある

どこからがうつ病か。それを正確に定義するのはなかなか難しい。病気とまではいかなくとも、気持ちがふさいだ状態が続くのはよくあることだからだ。

うつ病の診断現場では、9つの項目からなる診断基準のリストが使われる。

たとえば、いつも楽しんでいたことに興味がなくなる。夜、よく眠れない。イライラする。自分は価値のない人間だと思う。物事に集中できない。体重が極端に減った、あるいは増えた、といった項目に答えるのである。9つのうち5つ以上当てはまれば、うつ病の可能性が高い。

だが、4つだけ当てはまる場合はどうだろう。自分には生きている価値がないと感じ、何もかもが無意味に思えてしまう。食欲はほとんどなく、夜もぐっすり眠れない。それでもまったく健康だといえるだろうか。明らかに健全とはいえない精神状態なのに、臨床的な意味ではうつ病にはならない。

これは、精神医学が研究データのみで結論を出すことはできないことを端的に物語っている。つまり、診断リストの項目は、すべて主観的なものなのだ。うつ病か否かは、血液検査やX線検査ではわからない。精神科の現場で働く医師たちは、ほかに適当な手段がないため、このチェックリストに頼らざるをえないのだ。確かに診断の助けにはなるが、絶対的な信頼が置けるものでもない。うつ病もADHDと同様に、やはりグレーゾーンが広いのである。

うつ病ではない患者が抗うつ剤を処方されたとしても、ほとんどの場合、目立った効果はない。しかし**運動をすると、うつ病とまではいかないが気持ちがふさいで仕方がないという場合にも、目覚ましい効果がある。**症状の程度にかかわらず、運動をすれば誰でも気持ちが晴れ、悲観的な考えが浮かばなくなり、自尊心も高まるという恩恵にあずかれるのだ。

ランニングには抗うつ剤と同じ作用があると私が言うと、たいていの患者は目を丸くする。そんな話は初耳だからである。だが、疑われたとしても不思議はない。たいていの人は、こう思うだろう。「もしそれが本当なら、なぜ、みんな知らないんだろう?」。世間に広く知られていない理由——それは、きわめて単純なことである。

つまるところは、「お金の問題」なのだ。

アメリカ薬学会が困惑した「不都合な真実」

1987年12月29日、アメリカの権威ある政府機関FDA(食品医薬品局)は「フルオキセチン」という医薬品(抗うつ剤)の販売を認可した。

当時はまだ、うつ病の原因が生物学的なもので、脳に起因すると考えている人は少なかった。それでも、この新薬はビジネス的に大成功を収めた。

フルオキセチンは「プロザック」という商品名で販売され、たちまち世界中に広がり、その商品名を知らぬ者はいないほどになった。メディアの何千という記事がプロザックを扱い、プロザックを題材にした書籍も何冊か出版された。たとえば、カルト的な人気を博した自伝小説の『Prozac Nation』(『私は「うつ依存症」の女』講談社、2001年)は、この新薬を題材としている。また、ラッパーのジェイ・Zの歌詞にもこの薬の名前が登場し、テレビドラマで話題を集めた『ザ・ソプラノズ』の主人公、トニー・ソプラノも劇中でプロザックを常用していた。

フルオキセチンは、脳細胞間の「セロトニン」(幸福感・満足感を高めることから「幸せホルモン」とも呼ばれる)の濃度を高める作用がある。脳内で分泌されたセロトニンが受容体に取り込まれずに余ると、通常は脳細胞に吸収されるが、それをフルオキセチンが防ぎ、細胞間にセロトニンをとどめることで結果的に量を増やすのである。フルオキセチンは「SSRI(選択的セロトニン再取り込み阻害薬)」とも呼ばれる抗うつ剤なのだ。

わずか数年の間に、同じタイプの抗うつ剤がいくつか市場に出まわり、世界中の何百万という人々が服用して、どの薬も爆発的に売れた。

とはいえ、服用した3分の1近くの人にはまったく効果がないことが明らかになり、それとほぼ同数の人が効果を充分に得られなかった。一時的に気分が晴れても、症状が回復したわけではなかったのだ。また、服用した人の多くに、睡眠障害や口内の渇き、吐き気や性機能障害などの副作用が認められた。一時的なものもあったにせよ、不快な症状を我慢できず、効果が現れる前に服用をやめてしまう人たちもいた。

医師や科学者、とりわけうつ病の患者たちは、薬に頼らない別の選択肢を模索するようになった。そんな彼らが運動に目をつけたのは、ごく自然な成り行きだったと思われる。1905年の初めには、精神医学の学術誌『アメリカン・ジャーナル・オブ・インサニティ』で、運動と精神の関係性についての記事が掲載されていた。

1980年の終わりになると、私たち科学者は、運動と抗うつ剤の効果とを体系的に比較する研究に着手した。運動に薬と同じ効果があるかどうかを調べるためである。いうまでもなく、この研究に資金を提供したのは製薬会社ではなく、大学の医学部だった。ビジネスの現場は、運動でうつ病が治るといった類いの研究には関心がない。これは、研究費用が新薬の開発費用とは比較にならないほど少ない理由を物語っている。

その研究が大きな注目を浴びたのは、アメリカの臨床心理学者、ジェームズ・ブルーメンソールが、156名のうつ病患者を集めて、この分野としてはかなり大規模な実験を行ったときだった。

ブルーメンソールは、被験者を無作為に3つのグループに分けた。一つは、当時、広く処方されていたゾロフトという抗うつ剤を服用するグループ。もう一つは、週に3回、30分ずつ運動をするグループ。もう一つは、運動と抗うつ剤の両方を取り入れるグループである。

そして4か月後、その結果が明らかになった。被験者のほとんどは病状が劇的に改善し、もはやうつ病の症状は見られなかった。だが何より重要な点は、ゾロフトを服用して回復した人の数と、運動をして回復した人の数が変わらなかったことである。

つまり、**定期的な運動は抗うつ剤に匹敵する効き目がある**というわけだ。

「気分のムラ」は92％抑えられる

世間をあっといわせるような成果を出しながらも、ブルーメンソールは満足しなかった。4か月以降も運動の効果が続くのかどうかを見きわめるため、被験者たちの調査を続けた。それには根拠があった。うつ病から抜け出したように見えても完全には治癒しておらず、患者自身もそれに気づかない場合があるからだ。

気持ちが晴れやかになると治ったと思いがちだが、うつ病は再発することが多い。足下の氷は、考えているよりもはるかに薄いのである。

そして半年後、3つのグループに分かれた被験者を観察すると、じつに興味深い事実が明らかになった。

そのときのグループは強制的に分けたものではなく、被験者が自分で選んだものだった。運動、セラピーセッション、抗うつ剤というように、みなが思い思いの手段を選んだ。

そのうちの何に最も効果があっただろうか。いうまでもなく、それは「運動」だ。運動したグループには、うつ状態がぶり返した兆候はほとんど見られなかった。半年後にうつ病を再発したのは、**割合でいうと10人のうち1人にも満たず、わずか8%**だった。

いっぽう、抗うつ剤を服用したグループでは、再発は3人に1人を超え、グループ全体では38%だった。となれば、運動は抗うつ剤と効果が同じという表現は正確ではない。**薬よりも強力**というべきだろう。

走ることが、莫大な開発費用をかけ、飛ぶように売れている抗うつ剤と同じ効き目があるといわれても、にわかには信じがたい。しかも抗うつ剤よりも効き目が長いとなれば、本当かと疑いたくなるだろう。だが真実なのだ。これは、科学の実験が立証した事実である。

まさに驚愕の事実だったため、新聞各社が報道した。ところが、世間は抗うつ剤のときほどに騒がなかったのではないか――そのとおりである。新しいタイプの抗うつ剤ほどには、いや、まったく比べものにならないほど注目されなかったのだ。

新薬のマーケティングには、莫大な費用がかけられる。それに比べて、運動が抗うつ剤と同じ効き目があるという情報を広めることに、どれだけの費用がかけられるだろうか。さして多くないはずだ。当然ながら市場では、そういったものに抗うつ剤と同じ商品価値があるとはみなされない。

莫大な利益をもたらす薬のマーケティングには際限なく費用がかけられても、運動がうつ病に効くなどという情報にビジネス的な興味を持つ人はいないのである。運動がうつ病におよぼす効果があまり知られていない理由は、そこにある。

何百ものモチベーション研究で出された結論

しかし、この種の研究はブルーメンソール1人では終わらなかった。

近年、ある研究チームが、うつ病の治療に運動が効果的なことを立証するいくつかの論文をまとめた。1980年代以降も、同じテーマの研究が何百と行われたが、この研究者たちはそのなかの、選りすぐりの30本を編纂《へんさん》した。そのうちの25本が、運動によってうつ病を予防できるという結論を導き出していた。

これは運動がうつ病の治療にすぐれた効果を発揮することを、科学がはっきりと立証したことにほかならない。これらの論文によれば、最も効果がある運動はランニングだという。

いっぽう、ウォーキングにうつ病を防ぐ効果があることも明らかになった。**毎日20〜30分ほど歩くことで、うつ病を予防できて気持ちが晴れやかになる**というのだ。

こういった研究の目的はみな、運動でうつ病を治せるかどうかを確かめることであり、なぜ治るのかを探ることではない。「なぜ治るのか」を理解するためには、私たちの感情を制御している脳内の物質について知る必要がある。**「セロトニン」「ノルアドレナリン」「ドーパミン」**の3つである。

こうして「あなたの感情」が決まる

セロトニン、ノルアドレナリン、ドーパミンは、専門用語で「神経伝達物質」と呼ばれる脳内の物質で、細胞から細胞へと信号を伝えている。それが、私たちの感情に影響をおよぼしている。

うつ病は、この3つの神経伝達物質が欠乏することと密接に関わっていると考えられ、抗うつ剤による薬物療法の多くは、これらを増やすものだ。世界中で最も一般的に処方される抗うつ剤のタイプは、先ほど登場した「SSRI」で、セロトニンの濃度を高める作用がある。同じように、ドーパミンやノルアドレナリンの濃度を高める薬もある。

セロトニン、ノルアドレナリン、ドーパミンは感情を左右するだけでなく、ほかにも多くの働きを有している。**人格の形成において重要な役割を果たし、集中力や意欲、意思決定などの認知能力にとっても欠かせない物質**だ。

セロトニンには鎮静作用があり、それが脳の活動をも調整している。興奮した脳細胞を鎮めて脳全体の活動を抑制し、悩みや不安を和らげるのである。また心を落ち着かせ、冷静な判断や強い精神力をも促す。そのためセロトニンが欠乏すると、機嫌が悪くなったり、不安になったりする。

ノルアドレナリンは、やる気や注意深さ、集中力を促す。これが足りないと疲労を覚えたり気持ちが滅入ったりするが、逆に多すぎると、興奮したり過活動になったり、落ち着きを失ったりする。

ドーパミンは脳の報酬系で中心的な役割を果たし、意欲や活力を促す作用があることは第3章で述べたとおり。集中力や意思決定にも関わっている、貴重な相棒だ。

うつ病になるのは、セロトニンやノルアドレナリン、ドーパミンが少ないせいだと結論づけて薬で補えるのであれば、どんなにいいだろう。だが悲しいかな、ことはそれほど簡単ではない。

たとえば、脳がセロトニンとノルアドレナリン、ドーパミンでつくった「神経伝達物質のスープ」だと考えてみよう。そのスープの材料の一つ、あるいはいくつかが欠けているとうつ病になる、という考えはいささか単純すぎる。ある人の脳でセロトニンやノルアドレナリン、ドーパミンのうち、何がどれだけ不足しているのかを正確に知ることは不可能なのだ。

その理由として、この3つの物質は脳の仕組みのなかで互いに連携しているものの、その3つだけで働いているわけではないことがある。ほかの多くの物質にも影響をおよぼしながら、心と身体の健康を保っているのである。この仕組みは非常に複雑にからみ合っているため、科学が全容を解明するまでにはまだまだ長い道のりがある。

いうなれば、脳は3つの材料が混ざり合ったスープではない。3つの具材が見えないほど様々な領域が互いに影響を与えながら活動する「発達したネットワーク」なのである。

確かに仕組みは複雑だが、セロトニンやノルアドレナリン、ドーパミンすべてが、私たちの感情に直接作用していることは確かだ。そして、この3つとも薬や運動で、その量を増やすことができる。運動の場合、**効果はたいてい運動を終えたときに感じられ、その状態は1時間から数時間続く。定期的に運動をすれば、分泌される量も徐々に増えていく。**そして、効果も運動後の数時間にとどまらず、丸1日続くようになる。

運動は抗うつ剤と変わらず、それどころか「ノーリスク」でセロトニンやノルアドレナリン、ドーパミンを増やせるというわけである。

最強の脳物質「BDNF」を分泌する

抗うつ剤の投薬治療には、いまだに深い謎がある。「脳内で起きている現象」と「実感」との間に若干のタイムラグがあるのだ。

うつ病の人が抗うつ剤を服用すると、たいていは脳内のセロトニンやドーパミンの濃度はすぐに上がるが、患者自身がその効果をすぐに実感することはない。気分が楽になるまでに数週間かかることが多く、それは運動でも同じだ。初めてランニングをした直後からセロトニンやドーパミンは分泌されるが、定期的に走りはじめてから症状が改善されるまでには、やはり数週間かかる。

セロトニンやドーパミンが私たちの感情に深く関わっているのなら、その効果はすぐにでも実感できるはずだが、そうではない。投薬であろうと運動であろうと、この2つの物質が増えることは、脳内で「別の何かが生まれる現象への第一歩」でしかないからだ。

じつは、うつ病の症状を最終的に取り除いてくれるものは、この「別の何か」なのだ。それは、いったい何だろうか。近年、神経科学の分野の研究者たちは、この奇跡ともいうべき物質にますます注目している。「**BDNF（脳由来神経栄養因子）**」だ。これこそ、この章の主役、**脳内最強とも呼べる物質**である。

BDNFは、主に大脳皮質（脳の外層部）や海馬で合成されるタンパク質だ。医学の研究者たるもの、奇跡の物質なる言葉をむやみに使うことは慎むべきだが、このBDNFはその言葉に充分に値するほど、脳に計り知れないほどのすばらしい恩恵を与えてくれる物質なのである。

意欲の流出を防ぐ、科学が「奇跡」と呼ぶ物質

ＢＤＮＦは、脳細胞がほかの物質によって傷ついたり死んだりしないように保護している。

通常なら、酸素やブドウ糖を取り込めなかったり、有害な物質の攻撃を受けたりすると、脳細胞が損傷するか壊死してしまう。だが、その前にＢＤＮＦを受け取っていれば、そういった損害を避けられるのである。

脳は、たとえば脳卒中や頭部を強打するなどして損傷を受けると、みずからを守るためにＢＤＮＦを放出するといわれている。ＢＤＮＦは脳の損害を最小限に抑えるための、いわば救助隊なのだ。その働きは、白血球が細菌と戦うために抗体をつくることや、血小板が凝固して傷口を止血することによく似ている。

このように、様々な場面でＢＤＮＦは脳細胞を守っている。だが、ＢＤＮＦの仕事はそれだけではない。**新たに生まれた細胞を助け、初期段階にある細胞の生存や成長を促す**という役目も果たしている。また**脳の細胞間のつながりを強化し、学習や記憶の力を高めている。**

さらには、脳の可塑性を促して細胞の老化を遅らせる働きもしている。このほかにも挙げればきりがないほどのメリットがある。要するにＢＤＮＦは、脳の天然肥料なのだ。

大人でも子どもでも、また高齢でも、ＢＤＮＦは脳の健康にとって欠かせない物質である。

それが、うつ病とどう関係があるのだろうか。じつはＢＤＮＦは、うつ病とも密接に関わっている。うつ病を患っている人は、ＢＤＮＦの分泌量が低い。実際に、自殺した人の脳を調べるとＢＤＮＦの値が低いことがわかる。

うつ病の人が抗うつ剤を服用すると、ＢＤＮＦの濃度は上がる。うつ状態から回復して精神状態が安定するにつれ、ＢＤＮＦがつくられる量も増えていく。

それだけではない。ＢＤＮＦの値は、単にうつ病と関わっているだけでなく、**私たちの人格形成にも影響をおよぼしている**というのである。実際に、神経症の患者はＢＤＮＦの値が低い傾向にあるといわれている。

「どうすれば」いい？

さて、ここで問題である。いったいどうすれば、この奇跡の物質を増やせるのだろうか。錠剤にして飲めばいい？　残念ながら答えは「ノー」だ。口から入れても胃酸で溶けてしまう。それに、たとえ胃酸から保護できたとしても、血液脳関門という脳のバリアを通過することは難しい。

また、ＢＤＮＦをじかに血管に注射しても同じだ。血液脳関門を通れないため、脳に到達できない。頭蓋骨にドリルで穴を開け、そこから脳に注入することは理論上は可能だが、実際に行うには無理がある。

ところが、**BDNFを増やせるごく自然な方法**がある。それは──さあ、ドラムロールをどうぞ──**運動**である！

じつのところ、BDNFの生成を促進するのに、運動ほど効果的なものはないといっていいだろう。動物実験では、マウスやラットが運動すると脳がたちまちBDNFをつくりはじめ、運動をやめても数時間はその状態が続くことがわかっている。心拍数がある段階まで増えると、BDNFが大量に生成されるのである。

たとえ、初めて運動をしたあとですぐにBDNFがつくられなかったとしても、あきらめずに運動を習慣づけてほしい。定期的に運動をすれば、そのたびにBDNFの生成量も増えていくのだから。

たとえば週に2回、30分ランニングをするとしよう。長時間続けたり、速く走ったりする必要はない。ランニングを1回するごとに、BDNFの生成量は少しずつ増える。ランニングをやめても、一旦増えたBDNFの値はすぐには下がらず、2週間ほど経ってからやっと下がりはじめる。**BDNFを増やすことにかぎっていえば、1日も休まずに運動しなくてもよい**ということだ。

BDNFを増やせる活動は、有酸素運動だ。筋力トレーニングでは、同じ効果が得られないといわれている。BDNFを大量に増やしたければ、定期的に活発に身体を動かすことが好ましく、有酸素運動のうちでもとくに「インターバル・トレーニング」が適している。

インターバル・トレーニングとは、「60秒激しく動いて60秒休む」を1セットとし、それを10回繰り返すようなトレーニングで、ケガのリスクを考えればランニングよりサイクリング（フィットネスバイクなど）がおすすめだ。

もっとも肝心なのは心拍数を増やすこと。毎回そこまで運動量を上げられなければ、ときどきでもよい。

「細胞レベル」でやる気を回復させる

うつ病になると、脳は少しずつ縮んでいく。だが、じつのところ、すべての人の脳は少しずつ縮んでいる。**25歳ごろから、1年で約0・5%ずつ小さくなっている**のだ。

だが、うつ病になると、そのスピードは加速するという。これは脳に新しい細胞が生まれないことと関係している。現代の科学では、脳の細胞は成人してからでも増えることがわかっているが、うつ病になると、細胞の新生が阻害されてしまうのだ。

ある科学者たちが唱える最新の説によれば、うつ病は脳細胞が充分につくられないために引き起こされるという。うつ病のせいで脳細胞がつくられなくなるのではなく、**脳細胞がつ**

BDNFが意欲減退を防ぐ「フロー」

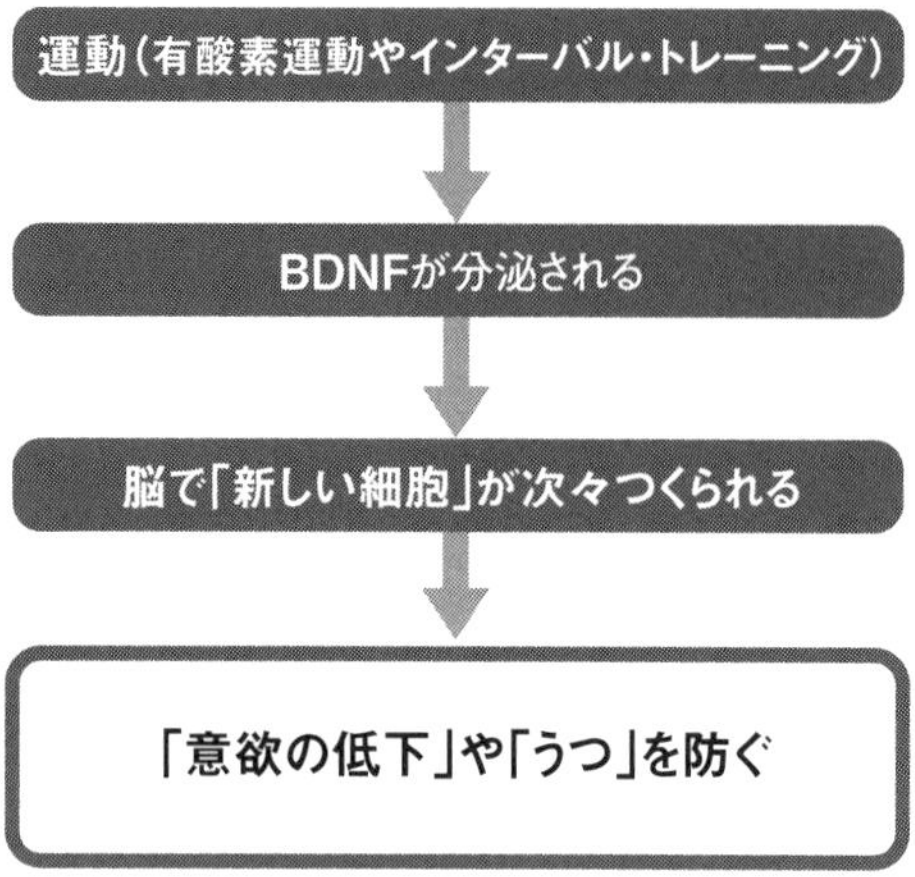

くられないために意欲の低下が引き起こされるというのだ。この仮説は、かなり真実に近いと思われる。

ラットに抗うつ剤を与えると、海馬の細胞が50%増加する。だが一晩で増えるわけではない。新たな細胞が生まれるまでには数週間ほどかかる。人間が抗うつ剤を服用した場合も、うつの症状が消えはじめるまで同じような期間を要する。

これは偶然だろうか。もし脳細胞の新生がうつ病に関係しているのなら、そして多くの実験がそれを示唆しているのなら、抗うつ剤によって脳細胞の新生を促せば、うつ病が治るということになる。

そして、脳細胞の新生を促せるものは、抗うつ剤のみではない。運動によっても、海馬の細胞新生を促すことができる。というより、**運動ほど脳細胞の新生を促せるものはない**といっていい。

また脳細胞を増やすメリットは、うつ病の人だけにあるわけではない。心の状態がどうであれ、脳細胞の増加は誰にとってもよい影響をもたらす。脳細胞の新生は、うつ病を患っていなくてもメリットがあるのだ。では、何が脳細胞の新生を促すのか。もうおわかりだろう。BDNFである。

つまり右の図のように、**運動することでBDNFが生成され、そのBDNFが脳細胞新生を促して数多くのメリットがもたらされる**のだ。

「性格」も変わる

本章の冒頭で紹介した女性のエピソードは、運動を始めてうつの症状が改善されたたくさんの人のほんの一例にすぎない。私が見るかぎりでは、この女性やほかの患者たちは性格の面でも、おおむねプラスの方向に変化した。最初は単なる偶然かと思ったが、そうではないようだ。

では運動をすると、本当に人の性格は変わるのだろうか。じつは研究によって、**運動を定期的に行った人は幸福感が増すうえ、わずかだが性格も変わる**ことがわかっている。

フィンランドや日本、南アフリカで実施された実験によって、定期的に運動をする人には皮肉っぽい気質や神経質な性格の人が少ないことがわかった。

また、運動をする人は、周囲の人たちとも互いに理解し合えていると感じているようだった。オランダで2万組近い双子の実験を行ったときも、これと同じ結果が見られた。**週に二度以上の運動を行っている人は、より社交的で、神経質な面が少なかった**のだ。

もちろん、何が先なのか――ニワトリが先か卵が先か――はわからない。運動は、皮肉屋や気難しい人を素直な性格にするのかもしれない。だが、皮肉屋で気難しい人はそもそも運動をあまりしないということも考えられる。

しかし、科学の研究では、人間の性格に影響をおよぼす分子の役割が徐々に解明されており、これは運動が性格にも影響をおよぼすことを裏づけている。

セロトニンとドーパミンが感情を左右していることに加え、これらの量が人によって違うことも性格の違いに関わっている。たとえばドーパミンは、好奇心や、何か新しいことを進んで試そうとする気持ちを促す作用がある。いっぽうセロトニンは、相手に譲歩する柔軟さを生むが、神経質な側面につながることもある。

人間の性格を、分子や脳内の化学反応のみから語ることは難しい。性格や感情を生物学的に説明すると、非常に込み入った話になる。

だが、生物学とはそういうものだ。この2つの物質だけでは人間の性格を説明できないにしても、それらが性格に影響を与えていることは確かだ。そして短期的にも長期的にも、運動がセロトニンとドーパミンの濃度を高めることも事実である。

このことを踏まえれば、運動が性格に影響をおよぼすという説がまったく道理に合わないわけではないと理解できるだろう。

「ランナーズハイ」の科学

運動は、私たちの精神に多くの影響をもたらすが、なかでもきわめて興味深い現象がある。身体を動かすと、とてつもない高揚感が得られるというのだ。そう、いわゆる**「ランナーズハイ」**である。

もしかしたら、あなたも体験したことがあるかもしれない。「ランナーズハイ」はうつ病の人が目指すようなものではないが、ここで紹介するだけの価値は充分にある。モチベーションの回復に応用できなくもないからだ。

ランナーズハイとはいったい何か、そして、何がランナーズハイをもたらすのか。これは、まさに胸おどる科学の神秘にほかならない。

合法的に「違法レベル」になる

アヘンが痛みを消し去って陶酔感をもたらすことは、紀元前のころから知られている。ローマ帝国時代、このケシの実から採取した液体を乾燥させたものは薬品として使われ、大衆は麻薬としても愛用した。

19世紀初頭に、ドイツの科学者がアヘンの有効成分であるモルヒネを取り出すことに成功すると、それは医療現場で使われるようになり、主に負傷兵のための鎮痛剤として重宝された。その薬の効き目には目を見張るものがあった。たとえば両腕と両足を失った負傷兵でも、わずか0・2〜0・3グラム服用すれば、痛みはほぼ完全に消えたのである。アルコールにも鎮痛効果があるが、これと同じ効果を得るためには数百倍の量が必要だった。そのため、わずかな量でも高い効果が見込めるモルヒネは、まさに夢の薬だったのである。

1970年代の初めに、脳細胞の表面にモルヒネと結合する受容体があることがわかると、なぜモルヒネの作用がそれほど強力なのかという疑問に答えが出た。だが、そこで新たな疑問が生まれた。

「いったいどうして人体にモルヒネを取り込む受容体があるのか?」

自然界は、人類をモルヒネ依存症にでもしようというのか。ありえない話だ。最も理にかなった答えは、脳が自家製のモルヒネを合成することができて、その未知なる物質を取り込むために受容体があるということだ。

世界中の科学者たちが、こぞって「脳の自家製モルヒネ」の正体を突き止めようとしたが、その努力はたちまち実を結ぶ。

１９７６年、豚の脳内で放出される未知の物質が発見されたのである。その物質は豚の脳そのものが合成していると考えられ、分子構造はモルヒネとよく似ていた。

同じ年、子牛の脳を調べていたアメリカの科学者が、やはり似たような物質を発見した。

豚と子牛から発見された未知の物質は互いに分子構造が似ていたため、どちらも「自家製のモルヒネ」だという結論が下された。人間の身体にも存在するこの物質は、体内で合成されることから「体内性モルヒネ（エンドジーナス・モルフィン）」と名づけられた。とはいえ、その名称は略されて**「エンドルフィン」**と呼ばれるようになる。

エンドルフィンには、モルヒネと同じように目覚ましい鎮痛作用がある。そしてモルヒネと同じように多幸感をもたらす。

だが、なぜ脳がみずからにそんな物質を与えるのか。なぜ体内には、そのようなメカニズムがあるのか。また、脳はどんなときにその物質を放出するのか。それは、人間が薬品や麻薬を使うことなく苦痛を消し、同時に多幸感を得ることが必要な環境と関係がある。

アメリカ人の長距離ランナー、ジェイムズ・フィックスは、ベストセラーとなった著書『奇蹟のランニング』（クイックフォックス社、１９７８年）のなかで、その体験を語っている。彼は長距離を走ったときに、何度かこの上ない多幸感に包まれて苦痛が緩和されたというのだ。フィックスは、それを「ランナーズハイ」と呼んだ。だが、その「ランナーズハイ」を体験していたのは彼１人ではなかった。**有酸素運動のスポーツのアスリートたちが、同じ体験をしたことを次々に明かしたのである。**

それは「どんな現象」か

ジェイムズ・フィックスの著書は、１９７０年代のマラソンブームのさなかに出版された。「ランナーズハイ」という言葉はたちまち流行語となり、エンドルフィンという新たに発見された物質が、その効果をもたらす張本人だという話が広く知れわたった。

いまや「ランナーズハイ」という言葉を知らないランナーはまずいないが、実際にそれを体験した人はさほど多くない。その感覚は並外れたもので、いくらか爽快だという程度ではない。運動が私たちの精神におよぼす様々な影響のなかで、「ランナーズハイ」は群を抜いて強烈な感覚なのである。

私自身は二度、体験している。それは魔法としかいいようがなかった。運動を終えたときに感じる爽やかな達成感とは完全に違う。あらゆる苦痛が消え去り、この上ない幸福感に包まれ、頭のなかは冴えわたり、疾風のように速く、どこまでも永遠に走っていられるような気分になるのだ。その感覚はあまりにも鮮烈なので、一度経験したら忘れられない。

もし自分が感じているものがランナーズハイといえるのかどうか確信が持てなければ、それはおそらくランナーズハイではない。


ランナーズハイはモルヒネでもたらされる高揚感と酷似しているため、理論上はエンドルフィンがその要因だといえる。

しかし、ランナーズハイをもたらす物質については、じつは今も議論が続いていて、エンドルフィン以外の物質が高揚感をもたらしていると考える科学者たちもいる。


この疑問に答えを出すべく、ドイツ・ミュンヘンの科学者のグループが、地元のランナーズクラブのメンバーに協力を要請して調査を行った。そして、ランナーたちが走る前に、また全力で走った2時間後に、PETスキャン（陽電子放出断層撮影装置）と呼ばれる検査によってエンドルフィンのレベルが測定された。

結果は一目瞭然だった。**ランナー全員のエンドルフィンのレベルが、走ったあとに増えていた**のである。とくに増加が顕著だったのは前頭前皮質と辺縁系と呼ばれる部位だったが、その2か所は感情を制御している領域だ。また、ランナーたちがおのおのの高揚感を段階別に表したところ、その段階が高いランナーほど脳内のエンドルフィンのレベルも高かった。

この結果を見るかぎり、ランナーズハイをもたらすものが何かという問いには答えが出たようだが、「エンドルフィンのみが要因だ」という説にはいささか異論もある。

第一にエンドルフィンの分子は大きいため、血液脳関門を通れない。

第二に、モルヒネやエンドルフィンを遮断する物質を投与された長距離ランナーでも、ランナーズハイを感じることができたのである。

なぜ「ウォーキングハイ」は起きないのか

ランナーズハイをもたらす物質として、ほかに考えられるものは**「内因性カンナビノイド」**だ。これもエンドルフィンのように体内で合成され、鎮痛作用もあるが、エンドルフィンよりも分子が小さいために脳に難なく到達できる。

また、脳にはエンドルフィンと結合する受容体とは別に、内因性カンナビノイドと結合するための受容体が備わっている。この受容体は中毒性の高い薬物とも結合する（マリファナの有効成分が結合するのは、この内因性カンナビノイドの受容体だ）。

内因性カンナビノイドがランナーズハイに関係しているという指摘は、フランスの研究チームの実験によって、にわかに信憑性を増した。彼らは遺伝子を操作して内因性カンナビノイドの受容体が欠けているマウスをつくったが、そのマウスの運動量に変化が見られたのだ。通常のマウスなら、ケージ内の回し車を自分から進んでこぐ。だが、遺伝子を操作されたマウスは回し車に興味を示さず、通常のマウスの半分しか走らなかったのだ。

マウスがどれだけ走れば高揚感を覚えてランナーズハイになるのかを知ることはできないが、人間が走ったのちに内因性カンナビノイドがどのくらい増えたかを調べることは可能だ。

そしてこう報告されている。

ただ歩くだけでは、内因性カンナビノイドは分泌されない。内因性カンナビノイドが分泌されるには、ランニングを1回につき少なくとも45分から1時間は続ける必要があるという。この条件は、まさにランナーズハイが起きる条件と同じである。そして当然ながら、ウォーキングではランナーズハイは体験できない。

科学者のなかには、ランナーズハイはエンドルフィンや内因性カンナビノイドではなく、ドーパミンやセロトニンが増えることで起きると考える人もいる。また、体温が上がることで高揚感がもたらされると考える科学者もいる。

最も可能性の高い説としては、ランナーズハイをもたらす要因は一つではなく複数あり、**「エンドルフィンと内因性カンナビノイドの両方が関与している」**というものだ。

ただし、生物学的な要因に関心があるのは、基本的には科学者だけである。ランナーやサイクリスト、テニスプレーヤー、そのほか様々なスポーツを行う人々にとっては、ランナーズハイの仕組みよりも、ランナーズハイという現象が実在するというだけで朗報なのではないだろうか。

「空腹感」をゾーンに入る合図にする

走ると高揚感がもたらされるという現象も、私たちの祖先がサバンナで暮らしていた時代の名残だといわれている。

おそらく狩猟のときに長い距離を走らなければならなかったためだろう。今でもオーストラリアの先住民のアボリジニーや、アフリカのカラハリ砂漠で暮らしているサン族はそういった手段で食料を調達している。数マイルの距離を走って獲物を追い込むときは、途中であきらめないことが肝心で、そこでエンドルフィンの恩恵を得ていたのだ。

たとえば、足首を捻挫したり筋肉を痛めたりすると、エンドルフィンがその痛みを消してくれた。また息が苦しくなっても、高揚感がもたらされることで楽に走ることができた。そして結果的に、獲物を仕留める確率が増えた。

今でも私たちが走るとランナーズハイになるのは、おそらくそこに理由がある。

ランナーズハイが長距離を走りつづけて獲物を仕留めるための、もともと身体に備わった仕組みであることを指し示す証拠は様々ある。

私たちの身体では、体脂肪が消費されると**「レプチン」という、食欲を抑えるホルモン**が減る。すると脳は、エネルギーが減ってきたので不足分を補わなくてはならないと考える。人体は痩せ細らないように、つまり飢餓状態にならないようにできており、エネルギーが減ることはそれに反する事態だからだ。つまり生存本能が、常に身体にエネルギーをたっぷり蓄えておこうとしているのである。

そして、ランナーズハイが獲物を仕留めるための仕組みだという仮説が正しいのなら、私たちの身体はランナーズハイを通して、こう知らせてくれている。「エネルギーの備蓄はもうすぐ空になるぞ。だから、あきらめずに走りつづけろ。もっと食料を手に入れるんだ！」

そして、それを助けるために高揚感がもたらされるのである。

どうすれば「その状態」になれるのか

研究では、**少なくとも45分は走らないとランナーズハイは訪れず、また、頻繁に走れば走るほどランナーズハイになる可能性が高まる**ことがわかっている。また、脳内でエンドルフィンが放出される量も、運動量が増えるほど増加するという。つまり、ランナーズハイになりやすくなる。だから、あきらめないことだ。とはいえ、誰もがランナーズハイになるわけではない。絶対という保証はないのだ。

また、走っているうちに、まさにモルヒネを投与したときのように、**苦痛に耐えられる限界値も上がる**ことがわかっている。針で刺したりつねったりして痛みに対する耐性を調べた実験によれば、**静止しているときよりも走っているときのほうが痛みを感じにくい**ことがわかった。これはエンドルフィンが高揚感をもたらすだけでなく、痛みを和らげる作用もあることを裏づけている。そして、その作用がきわめて強力であることは疑いようがない。

高速で走っているときのエンドルフィンの効果は、腕や脚を骨折したときに投与されるモルヒネの一般的な量、10ミリグラムに匹敵する。ランナーが疲労骨折（長期にわたり同じ部位に繰り返し力が加わったことで起きる骨折）に見舞われても走りつづけることができるのは、そのためだ。走っているかぎり痛みを感じないが、止まったとたんにエンドルフィンの効果が薄れて痛みを感じるのである。

ランナーズハイは運動が脳に与える作用としては抜きんでて強烈ではあるが、たとえエンドルフィンがほとばしるような「目くるめく体験」はできないにしても、ごく普通に高揚感は得られる。誰でも運動をすれば、ランナーズハイとまではいかなくとも、エンドルフィンや内因性カンナビノイドの恩恵にあずかれるのである。

「プチ・ランナーズハイ」で意欲を高めるプラン

うつ病とまではいえなくても疲労感が抜けない、あるいは気がふさいで仕方がないといったことはないだろうか。それなら外に出て走ろう。ランニングなどの心拍数が増えるような運動を定期的に長く続ければ、すばらしい効果を実感できる。その際、次に挙げる条件を目安にしてほしい。

30〜40分のランニングを週に3回行うこと。運動の強度は、最大酸素摂取量が少なくとも70%になるようにしたい（用語集参照）。速度は「普通」が適しているが、息が上がる程度には負荷をかける必要がある。

ランニングの代わりにサイクリングなど、ほかの有酸素運動でも同じ効果がある。重要なのは運動の種類や場所ではなく、強度や時間だ。

その活動を、3週間以上は続けよう。初回の運動で気分が改善するのを多くの人が実感しているのは事実だが、運動の直後だけでなく、丸1日快調に過ごすためには、定期的に数週間続ける必要がある。モチベーションを上げたいなら、初めの1、2週だけで多くの結果を期待してはいけない。

Column

「産みの苦しみ」さえいつか忘れてしまう

次の章のテーマは「記憶」だが、少しそれと関わるお話を。

私は、たった今ゴールしたマラソン選手が、「もう二度と走りたくない」と漏らすのを幾度となく耳にしてきた。ところが彼らときたら、数週間もすると、もう次のレースの参加登録をしているのである。猛烈な苦痛を経験しながら、それでも毎年のようにスタート地点に立ちたいと思うのはなぜだろう。それは、彼らがレースで感じた苦痛を忘れてしまうためだといわれている。

「選択的記憶」という言葉は耳にしたことがあっても、「選択的忘却」という言葉には馴染みがないかもしれない。それでも出産後など、医学的には現実に起こりうる現象である。

出産したばかりの女性たちと、婦人科の手術を受けた女性たちに痛みについて尋ねたとき、どちらも同レベルの痛みを感じていたことがわかった。このことから、女性にとって「出産の痛み」と「手術後の痛み」は同等だと考えられる。

しかし数か月後、この女性たちにもう一度、当時の体験や痛みを思い出してもらうと思いがけない答えが返ってきた。出産した女性たちは、そのときには忘れられないほどの痛みを感じたにもかかわらず、もはや覚えていなかったのだ。いっぽう手術を受けた女性たちは、当日のことも痛みも鮮明に覚えていた。出産の痛みを「忘れる」女性は確かにいる。痛かったことは覚えていても、どれほど痛かったかは覚えていないのである。

生物学的に見れば、これは決して不思議ではない。人類の種の保存に不可欠な要素があるとすれば、出産だ。つまり、人類をもっと増やすことである。出産の痛みを忘れる、あるいは二度と子どもを産みたくないと思うほど鮮明に記憶が残らないのは、それが種の保存のための生来のメカニズムだと考えれば納得できる。

過酷な運動においても、同じメカニズムが働くようだ。ゴールしたマラソン選手に、レースの最中に感じた苦痛を10段階で表現してもらったとき、彼らの答えの平均値は5・5だった。そして3～6か月後に、また同じ質問をすると、その答えは3まで下がっていた。走っていたときの苦痛を忘れてしまったというわけだ。

生物学的な見地では、この「選択的忘却」は当然である。私たちの祖先が、獲物を延々と追いかけているときの苦痛を鮮明に覚えていたら、狩りをする意欲は失われ、もう二度と獲物を仕留めにいく気にはならないかもしれない。だが、その苦痛を忘れてしまえば、また狩りに出かけようとするだろう。したがって食料を得る機会が増え、生き延びる可能性も増える。

このメカニズムがあることで、私たちは運動をしているときの苦痛を本能的に「忘れる」のである（次の章では「覚える」ことが話のメインではあるが）。

第5章

「記憶力」を極限まで高める

試験、ビジネス、運動……他者と顕著に差が出るのはここ!

「どんな思い出も大切にしろよ。二度とそれを生きることはできないんだから」

ボブ・ディラン（ミュージシャン、ノーベル文学賞受賞者）

1990年代の半ば、ある研究チームが、運動によって最も影響を受けやすい脳の部位を探ろうとした。実験に入る前に、科学者たちは一つの仮説を打ちたてていた。運動をつかさどる領域は大脳皮質と小脳（脊髄が脳とつながる辺りにある）なので、当然、運動でどこよりも影響を受けるのはこの2つだろうと考えたのである。

まず科学者たちは、脳のどの部位でBDNF（前章の、脳がつくる奇跡の万能薬）が最も多く生成されるのかを探るべく、回し車を設置したケージにマウスを入れて運動させた。その後、マウスの脳を観察すると、意外な事実が明らかになった。**BDNFの生成量が最も多かったのは大脳皮質でも小脳でもなく、記憶の中枢である「海馬」**だったのである。

この発見は、「なぜ運動が記憶力に多大な影響を与えるのか」という謎を解く重要な手がかりとなった。過去10年にわたる動物と人間を対象にした実験により、運動をすると記憶力が向上することは立証されていた。じつのところ、**運動以上に記憶力を高められるものはない**といえることを、まず初めにお伝えしておきたい。

「脳の萎縮」を食い止めろ！

脳は、生涯を通して縮みつづけている。そして残念ながら、私たちが思うよりもはるかに早い段階から、それは始まっている（こんな話は二度目だが、ここから読む方のためだと思って悪しからず……)。

脳の大きさは25歳ごろがピークで、その後、年齢とともに徐々に小さくなっていく。脳の細胞は一生涯つくられつづけるものの、それよりも速いスピードで死滅しているのだ。結果的に、脳では毎日、**1秒で約10万個の細胞が失われている。**1年中、毎日24時間、絶えることなく次々に死滅しているのである。

脳にはもともと1000億もの細胞があるとはいえ、時間とともに失われる数は膨大なものになる。そして、**脳そのものは、毎年0・5〜1%ずつ縮んでいく。**

記憶中枢といわれる海馬は、ちょうど親指ほどの大きさで、タツノオトシゴに似た形をしている。海馬も、やはり年齢を重ねるにつれて縮んでいき、**1年で約1%ずつ小さくなっている。**海馬は脳の両側「側頭葉」の深部に一つずつ、合わせて2つあるのだが、私たちの記憶力が加齢によって衰えるのは、この2つの海馬がゆっくりと着実に縮んでいるためだ。

長い間、「外からの影響は脳に害を与えるばかりで、決してプラスの影響は与えられない」と考えられてきた。たとえば、アルコールや薬物は加齢のスピードを加速させ、海馬の萎縮を早めてしまう。そういった悪影響を食い止める、あるいは逆転させることは不可能だとされていたのだ。

だが、その定説をくつがえす、非常に説得力のある証拠をこれからお伝えしよう。運動によって記憶力だけでなく、脳全体の機能まで改善するという驚くべき事実が明らかになった研究である。

いったい「何」が覚える力を決めるのか

アメリカの研究チームが、120名の被験者を対象に、1年の間隔を空けて2回、MRIで脳をスキャンして海馬の大きさを測った。実験に先立ち、被験者たちは無作為に2つのグループに分けられ、異なるタイプの運動を行うように指示された。いっぽうは持久力系のトレーニング、もういっぽうは心拍数が増えないストレッチなどの軽いエクササイズだ。

1年が経過すると、持久力系のトレーニングを行ったグループは、軽い運動のグループより健康状態が改善していた。それ自体は驚くようなことではない。

問題は海馬だ。軽い運動を行ったグループのほうの海馬は、1・4％縮んでいた。とはいえ、海馬は1年で約1％縮むのだから、これも騒ぐほどのことでもない。

それよりも研究者たちの目を引いたのは、持久力系のトレーニングを行った被験者たちの海馬が、まったく縮んでいなかったことである。それどころか、**成長して2％ほど大きくなっていた**のだ。1年間、老化がまったく進んでいなかったばかりか、2歳も若返っていたのである。効果はそれだけにとどまらない。運動によって健康状態が改善した人ほど、海馬も

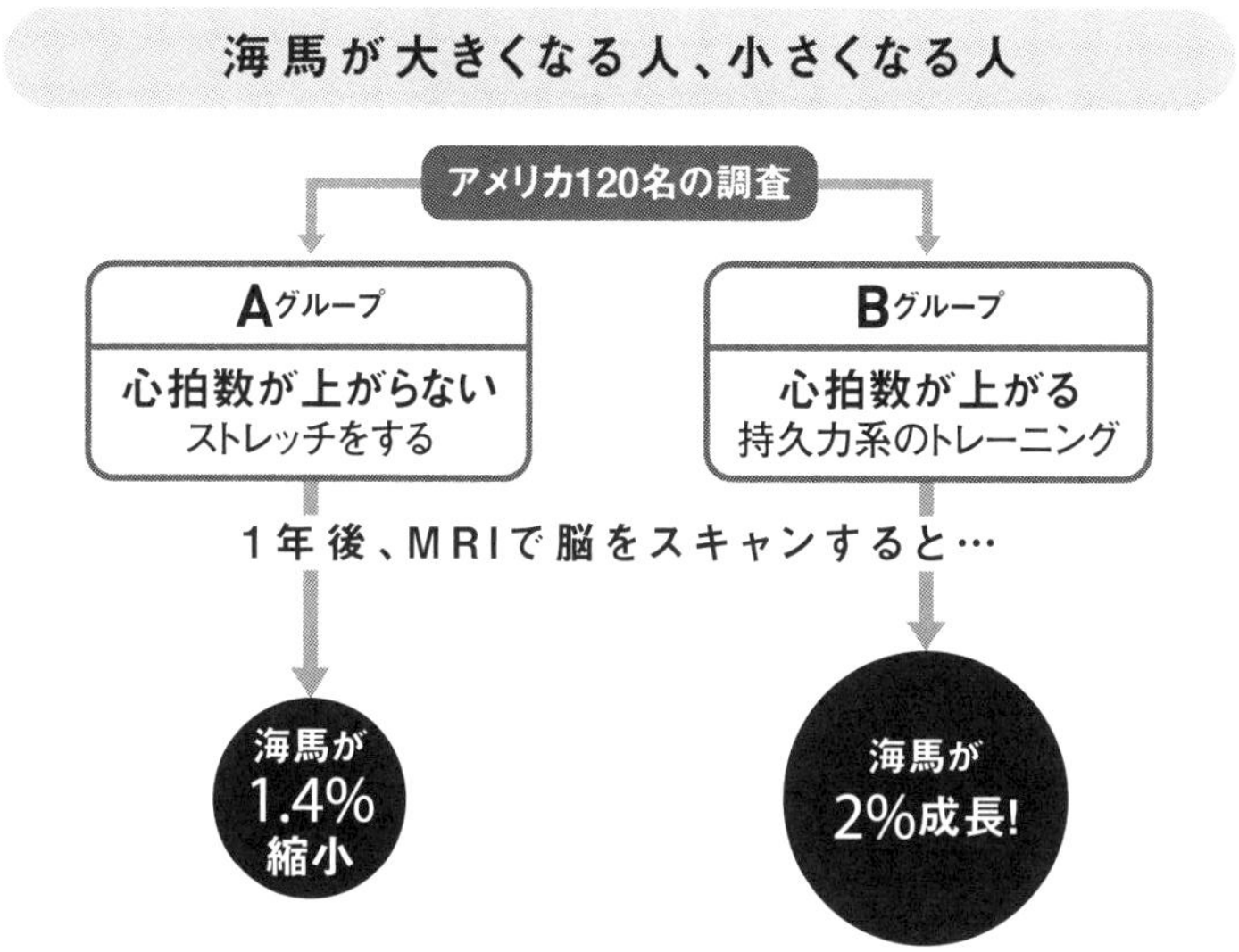

よく成長していた。健康状態が大幅に改善された人たちは、**2％以上も海馬が大きくなっていた**のだ。

なぜ、このようなことが起きたのか？

理論的には、脳の肥料である**ＢＤＮＦ（運動するほど生成量が増える）が、海馬の成長を促した**と考えられる。

「ＢＤＮＦが脳の細胞同士のつながりを強化し、それによって記憶力も強化される」というくだりを覚えているだろうか。この実験は、まさにそれを物語っている。

被験者のＢＤＮＦの量を調べてみると、それが増えている人ほど海馬が大きくなっていたのだ。

では、わずか1年で脳の重要な部位を若

返らせ、成長まで促すことができた奇跡の運動とは、いったい何だったのだろうか。被験者はフィットネスバイクを猛スピードでこいだのだろうか。それとも、過酷なインターバル・トレーニング（激しく運動しては休み、また激しく運動しては……を繰り返すトレーニング）でも行ったのだろうか。

いや、どちらも違う。彼らが取り組んだのはフィットネスバイクでも、ランニングでもなかった。じつは、**週に3回、40分、早足で歩いただけ**だったのである。つまり、週に数回ほど早足で歩いたり走ったりするだけで脳の老化が食い止められ、むしろ若返り、おまけに記憶力まで強化できるということだ。

とはいえ、こういった論文を読むときには安易に結論を下すべきではない。これはあくまでも実験であり、現実とは違う。

もし海馬が老化から救われ、「若返って」成長することもできるなら、それは実生活においてどのような意味があるのだろうか。そして本当に、ただ運動するだけで記憶力がよくなるのだろうか。

一言で答えるなら、「イエス」だ。過去に行われた数々の実験によって、それはしっかりと裏づけられている。

運動をすれば短期記憶と長期記憶がともに改善され、加齢による海馬の萎縮にストップが

かかり、それどころか海馬は成長さえするのである、と。

自分の力で「メモリー遺伝子」は若返る

運動は海馬の萎縮のみならず、**遺伝子の老化まで食い止める**という。

脳や身体のほかの細胞と同じく、海馬にも遺伝物質がある。DNAと遺伝子は、あらゆる細胞に存在しているのだ。通常、遺伝子は生涯変わらないが、その活動内容は変化する。

そのために脳を含む身体の様々な器官が老化するのである。

マウスの脳細胞を年齢ごとに観察したら、マウスが年をとるにつれて一つの遺伝子群の活動が変化していく様子がわかるだろう。その遺伝子は、脳細胞の成長や、細胞同士が互いにつながる働きを制御している。そしてマウスが年をとるにつれて、その活動も衰える。遺伝子の活動が少しずつ衰えるにつれ、海馬だけでなく、脳全体も少しずつ老化していく。

とはいえ、それを運命として受け入れるしかないわけではない。マウスにトレッドミルの上を走らせたとき、奇跡のようなことが起きたのである。**加齢によって悪影響を受ける遺伝子の活動が、運動によっても影響を受けた**のだ。しかも**老化とは逆の影響**だ。

残念ながらそのメカニズムはまだ完全には解明されていない。だが実験データによれば、トレッドミルの上を走ったマウスの海馬の細胞が**遺伝子レベルで若返った**ことは確かである。

「暗記できる単語の数」が実際に増えた

では、具体的にはどのような運動をすれば、記憶力がよくなるのか。やはり何か月も続けなければならないのだろうか。あるいは、すぐに効果が現れるのか。運動は、何かを覚える前に行うべきか、それともあとか。

じつのところ、**効果はわりと早い段階で実感できる。**実験では、持久力系のトレーニングを定期的に3か月続けた場合、**単語を暗記する能力がかなり上がる**という結果が出た。

また忍耐強く続ければ続けるほど、その効果も増大するという。なぜなら、どれだけ記憶力がよくなるか――つまり単語を暗記できる数は、体力と比例しているためだ。健康状態が良好な被験者は、記憶力も大幅に改善していた。健康なほど海馬も成長することを考えれば、これは非常に理にかなった結果といえるだろう。

3か月は長すぎると思うだろうか。心配は無用だ。効果はそれよりも早く現れる。

定期的にフィットネスバイクをこいだ健康な被験者のグループと、何もしなかった同年代の被験者のグループを比較した実験データがある。実験に先立ち、被験者全員がいくつもの

意外な要因で「覚える力の差」は明確に、着実に開く

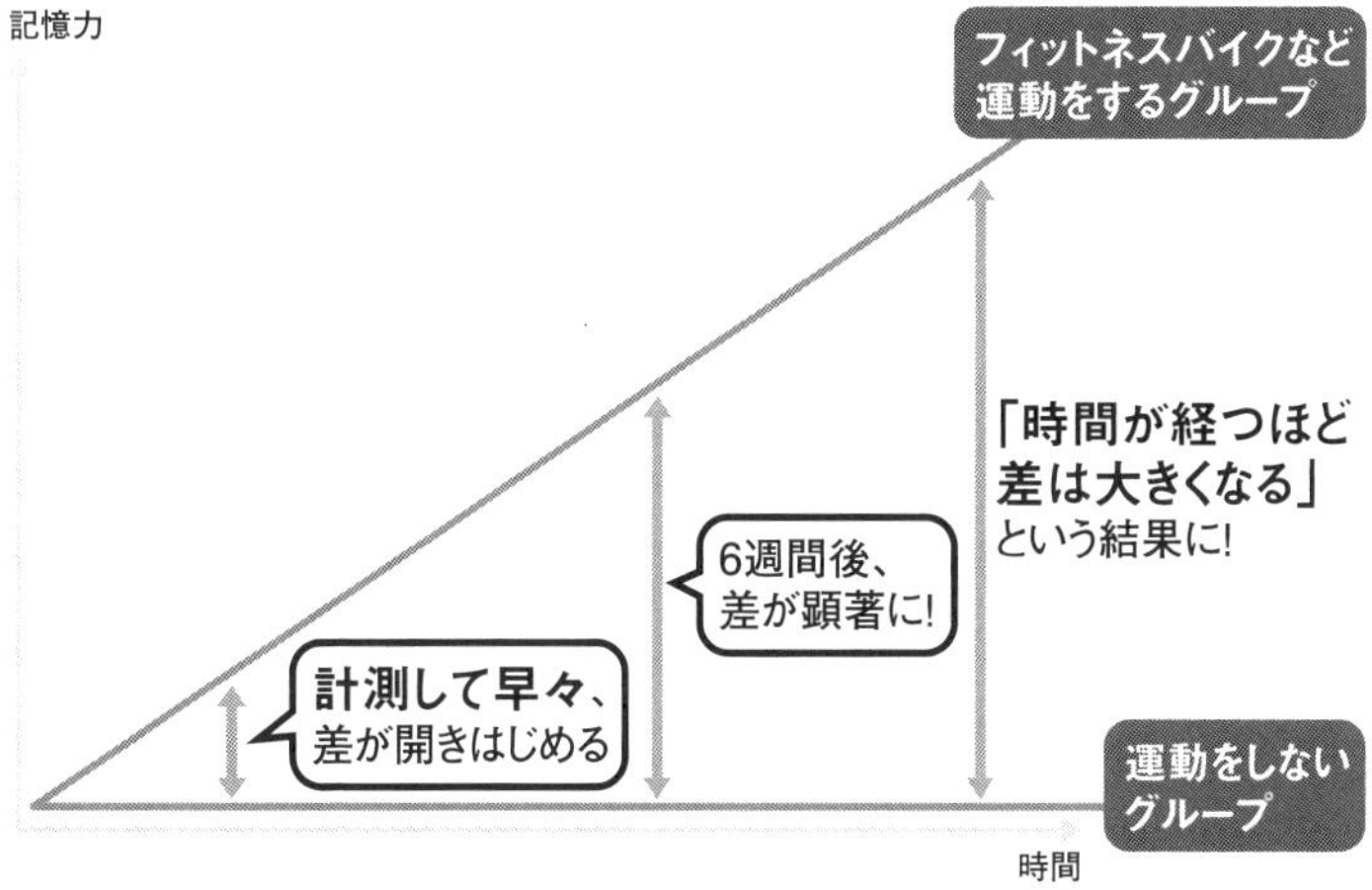

記憶力のテストを受けたが、双方のグループに成績の差はなかった。

だが、実験が始まっていくらも経たないうちに、フィットネスバイクのグループは、健康面でも記憶力の面でも、何もしないグループに優るようになった。

6週間後に行われた記憶力のテストでは、フィットネスバイクのグループの成績は、何もしなかったグループをさらに大きく引き離していた。

実験の期間が長くなるにつれて、その差はさらに大きくなった。フィットネスバイクのグループの記憶力は上がりつづけたのに対し、何もしないグループは健康面でも記憶力の面でも変化がなかったのである。

フィットネスバイクをこいだ被験者たち

の脳をＭＲＩでスキャンしたところ、記憶の中枢である海馬の血流量も増えていることがわかった。記憶力が改善されたのはそのためだろう。血流がよくなると海馬の働きがよくなる。それにともない記憶力がよくなったというわけだ。

「同時に覚える」と定着率は段違いに上がる

あなたが私のようにせっかちなら、**とても6週間は待てない**と思うに違いない。

じつは、運動をすれば記憶力はたちどころに改善するという。

実験では、記憶力のテストで一番よい成績を挙げた被験者たちは、テストの直前に運動をしていた。身体のコンディションが万全とはいえない被験者でも、テストの直前に運動をした場合は、ほぼ全員が前もって運動をしなかったコンディションのよい被験者よりもよい成績を挙げた。

つまり**運動すると、すぐに記憶力が上がる**と考えられる。

だが、もし**暗記力を最大限に上げたいのであれば、運動と暗記を同時に行う**ことをお勧めする。たとえば、トレッドミルの上で歩きながら暗記するのである。もちろん、いつもできるとはかぎらないが、そのことを心に留めておくといいだろう。

運動と暗記を同時にすれば効果が上がる理由は、まだはっきりとはわかっていない。おそらく身体を動かすと筋肉の血行がよくなるように、運動すると脳の血流もよくなるためだろう。身体を動かすと、たちまち血流量が増える。そして脳にたくさん血液が流れ込むことで記憶力も上がるという仕組みだ。

むしろ暗記力が下がる運動

運動によって記憶力がよくなるという事実をお伝えしたが、これは決して科学の実験現場のみの話ではない。あなた自身がこの恩恵にあずかれるのだ。

テストのために単語を暗記する場合、運動しながら（あるいはしてから）暗記すると、何もせずに暗記した人よりも、**覚えられた単語が20％増えた**というデータがある。

となると、試験勉強や仕事の関係で何かを覚えるときには、「散歩に行ってる暇はない」と決めつけないほうがいいだろう。その散歩の時間は、思いのほか有益なものになるはずだ。

暗記にかぎっていえば、ウォーキングや軽いジョギングに最も効果が期待できる。疲労を覚えるほど運動すると、かえって逆効果になるからだ。

疲れると筋肉がさらに血液を必要とするため、脳に流れる血液の量が減り、記憶する力が損なわれてしまう。

また激しく身体を動かすと、脳は覚えようとしているものではなく、動作そのものに集中する（望まない方面に集中力が発揮される）。覚える内容を聴きながら速いペースで走ると、脳は聴いている内容ではなく、走るという動作に集中してしまうのだ。

記憶力は「運動神経」にも影響する

「記憶」とは、暗記したり文字を読んだり、あるいは1週間前の行動を思い出したりすることだけではない。テニスのフォアハンドの打ち方や、ピアノの曲を演奏するといった動作も、記憶のメカニズムを通して身につくという（運動性記憶）。

動作を習得することは、基本的に脳の細胞同士が新たにつながることだ。そのため**運動をすれば当然、そういった別の動作も習得しやすくなる。**

もちろん、テニスのフォアハンドの動作だけを繰り返していれば上達はする。では、フォアハンドの練習をする前にランニングをしたら、もっと習得しやすくなるのだろうか。あるいは、サイクリングをしたらピアノがうまく弾けるようになるのだろうか。

ある研究チームが、動作を習得するメカニズムに運動が与える影響について調査を行った。実験のなかで被験者たちは、ジョイスティックと呼ばれるレバーを操作してコンピュータの画面上の一点の動きを追うゲームをするよう指示された。ずいぶん単純なゲームに思えるが、これをするには脳のたくさんの領域が活動しなくてはならない。運動能力を測る研究において、このゲームはよく使われる。

運動が運動性記憶に影響を与えるのかどうかを確かめるために、一部の被験者たちは初めにランニングかサイクリングをしてからゲームに取り組んだ。そして、その後しばらく休憩を取ってから、またゲームをするように指示された。1回目よりもゲームが上達したかどうかを確かめるためである。練習でテニスのフォアハンドが上達するのと同じように、コンピュータゲームも少し練習を積みさえすれば上達する。

だが、ここで注目すべきは、**前もって運動をした被験者のほうが、より上達していた**という点だ。しかも最初にゲームをしてから24時間が過ぎても1週間が過ぎても、能力は落ちていなかった。ここで確認しておこう。被験者たちに与えられた唯一の条件の違いは、ゲームの前に運動するかしないかである。

練習時間は平等に与えられた。それでも、運動した被験者のほうがうまくできたのである。運動の何らかの作用によって、練習とは関係なく上達したということだ。

では、なぜ運動で動作の習得がしやすくなるのか。その理由は、次のように推測される。新しく習得した技術を数分で忘れることなく24時間後でも覚えているためには、記憶が固定されなくてはならない。

記憶の固定とは、ドイツ語の単語を覚えたり、ピアノで曲を演奏したり、コンピュータゲームをプレイしたりするときに、覚えたものが短期記憶から長期記憶に切り替わることだ。

たとえば、あなたが簡単なピアノの曲を何回か弾くとしよう。それから1分ほど休憩して、また同じ曲を弾く。たぶん、まだ弾き方は覚えているだろう。短期記憶として保持されているためだ。しかし、次の日になっても同じように弾けるだろうか？　それは学習した内容が長期記憶としてしっかり刻みつけられ、固定されたかどうかによる。

海馬は、記憶が短期から長期へと切り替わる過程で大切な働きをしている。運動をすると海馬の細胞がＢＤＮＦを分泌し、それによって脳の細胞同士のつながりが強化されることはすでに説明した。そのため、何かを習得する前に運動をすれば、その記憶が短期から長期へと切り替わる段階でＢＤＮＦが分泌されるはずだ。**海馬でＢＤＮＦが増えることで、短期記憶は長期記憶の貯蔵庫に転送されやすくなる**のである。

つまり、ピアノを弾くときは、おそらく運動してから練習をすれば上手に弾けるだろう。また、ゴルフのスウィングを上達させたければ、ゴルフ場に行く前にランニングやサイクリングをすればよい。

ピアノ演奏やゴルフのスウィングのほか、あなたが学びたいと思うどんな技術でも、事前に運動をすれば、ＢＤＮＦ分泌の恩恵を受けて、学んだことが長期記憶になる段階でしっかり固定される。つまり脳の細胞同士のつながりが強くなって、離れにくくなるのである。また、覚えたいことが言葉であれ動作であれ、等しくその恩恵を得ることができる。

ただし、短期記憶は何かを習得しても数分で長期記憶には切り替わらない。少なくとも24時間はかかる。これはコンピュータゲームの実験結果とも合致する。**運動の影響は、何かを習得してから1日後に現れる**ということだ。

ただし走りすぎると忘れっぽくなる

運動はすればするほど脳にとって常に恩恵となるのだろうか。あるいは、度が過ぎると逆効果になることもあるのだろうか。たとえば、トライアスロンのように参加者が10~12時間もかけて競い合う過酷なレースに出た場合も、脳の働きや記憶力は向上するのだろうか。

今の時点での科学者たちの見解は、**過酷な運動は脳や記憶力――少なくとも短期記憶という点では、プラスよりもマイナス面のほうが多い**という方向に傾いている。

アメリカの研究チームが、たくさんのマウスから走るのが好きなマウスを選んで交配し、走るのが何よりも好きなマウスをつくり出した。そのなかからさらに、一番よく走るマウス同士を交配して、さらに次の世代の一番よく動くマウス同士を交配した。このように交配を重ね、とうとう普通のマウスのほぼ3倍もの距離をみずから走るマウスが誕生した。この

「ウルトラマウス」は、人間が20～30キロ走るのに等しい距離を1日で走ることができた。

科学者たちはこのマウスの記憶力を調べるために、迷路に入れた。普通なら、よく走るマウスは新しい空間を早く把握することができる。運動によって記憶力が向上するためだ。しかし、このマウスは、普通のマウスよりも迷路を抜けるのに時間がかかった。記憶力が悪く、ストレスホルモンのコルチゾールの血中濃度も高かった。

コルチゾールは身体のストレス反応において重要な働きをするが、たいていは運動をしたあとで濃度が低下する。だから、普段からよく走るウルトラマウスは、ストレスも少なくコルチゾールの濃度も低いと思われた。

ところが実際はその逆で、慢性的にストレスにさらされている様子が見られたのである。

これが人間にも当てはまるかどうか、まだ立証はされていない。とはいえ、どうやら**脳が恩恵を受ける運動量には限度がある**ようだ。その限度を過ぎると、ストレス反応が抑えられるどころかむしろ強く作用して記憶力の低下を招くのだろう。

今の時点では、運動がストレスとなる限界点がどのあたりかは解明されていないが、個人差はあると思われる。一ついえるのは、脳を鍛えたり記憶力を向上させたいなら、ウルトラマラソンなどの過酷なレースに参加するべきではない。逆効果になるからだ。

脳の機能を向上させるには少し長めに歩いたり、30分走ったりするだけで充分である。何時間も走り込む必要はない。

脳細胞の復活劇

ここで少し、昔の話を。

1900年代を迎えたころは、ほとんどの科学者が、成人の脳に新しい細胞は一切できないという見解で一致していた。身体の一部を切ると、新しい皮膚の細胞ができて傷口は治る。同じように、毛髪や血液でも新しい細胞がつくられる。身体のほとんどの器官には新しい細胞がつくられるが、脳の細胞にかぎってはありえないと考えられていたのだ。

1000億の細胞からなる脳はとてつもなく精緻であるため、たとえ大人のときに新しい脳細胞ができても、その人が生まれたときから保持していたほかの細胞とうまく連携できないだろう、という理由からである。コンピュータを分解して、あてずっぽうにプラグを基板に差し込んでも、コンピュータの性能はよくならないのと同じ理屈だ。

そして、これが「20歳のころに完成した脳のまま残りの人生を生きなくてはならない」と学校で教え込まれた理由でもある。事実、以前はよくこんな言葉を耳にしたものである。

「酒を一口飲むたびに、5万個の脳細胞が死ぬぞ。脳細胞は一度死んだら二度と生き返らないんだ」

脳細胞を「15％増やす」実験

ときには、「真実」だといわれていることに疑問を持つことも必要である。１９９０年代の半ば、カリフォルニアの研究チームが、「成人の脳では本当に新しい細胞が生まれないのか」という問いに答えを求めた。

彼らが実験に使用したのは人間の脳ではなく、マウスの脳だった。

まず科学者たちは、マウスを何もない退屈なケージから出して、より刺激的な、科学者曰く「豊かな環境」に置いて、脳に変化が見られるかどうかを探った。マウスたちは、様々な器具が設置されたケージで１か月近く暮らし、トンネルにもぐったり、回し車をこいだり、様々な遊具で遊んだりした。またケージには、複数のマウスが仲間として入れられた。マウスにとっては間違いなく、以前の何もないケージよりはるかに楽しい環境である。

環境が変わり新しい体験をした結果、マウスの脳内で細胞同士のつながりが増えていた。新しいことを学ぶと、細胞間のつながりができるのだ。だが、それ以外に変化はなかったのだろうか。もちろん、あった。

新しい刺激的な環境は、マウスの脳に驚くような変化を与えていた。新しい細胞がたくさん生まれていたのである。それによって海馬が部分的に成長していた。まさに劇的な変化である。**ほんの数週間で、脳細胞の数は15％も増えていた。**

この結果に、科学者たちは目を見張った。

これは決して、実験に使用したマウスが若かったためではない。年老いたマウスを使っても、結果は同じだった。

さらにマウスの脳にただ新しい細胞ができただけでなく、脳の働きそのものも改善していた。マウスの記憶力を確かめるため、隠れた足場を探さないと溺れてしまうプールに何度か入れたところ、「豊かな環境」で暮らしていたマウスは実験を重ねるにつれ、足場を早く見つけることができるようになった。何もないケージで飼われていたマウスに比べて、記憶力も向上していたのである。

「新しい挑戦」をする必要はない

この発見は、驚くべき可能性を示していた。人間でも、刺激的な環境に身を置けば同じことが起こるという可能性だ。人間も環境が変化したり新たな体験をしたりすれば――たとえば旅行や転職、新しい交友関係などで、脳に新しい細胞が生まれるのだろうか。そういった体験が記憶力を向上させ、知能までも高めるのだろうか。

とりあえず実験を振り返ってみよう。マウスの脳細胞を増やした環境要因は、何だったのだろう。遊具、もぐり込めるトンネル、あるいは周囲に仲間が大勢いたことか。それとも、回し車をこいだためか。

私なら、すべての要素を合わせた結果だと答えていただろう。だが、そうではなかった。**マウスが回し車だけを与えられ、それ以外の器具を使わなくても、脳にはたくさんの細胞が生まれていた**のである。

となれば運動が――この場合には回し車をこぐことが、脳細胞の新生の一番の要因ということになる。遊具やトンネルなどの器具は、影響があったとしてもわずかだったのだ。

ランニングを習慣づければ、脳の細胞がたくさん増える。これは、研究者たちにとってまさに画期的な発見だった。研究メンバーの遺伝学者フレッド・ゲージによれば、マウスの脳で細胞が新生することがわかったとたん、研究者たちは生活習慣を一から見直し、ランニングを始めたという。マウスの脳で起きれば、人間の脳でも起こりうると考えたのだ。

しかし、ゲージと仲間の研究者たちが考えたとおり、本当に成人の脳でも新たな細胞ができるのだろうか？　これは、容易には答えの出ない問いである。なぜなら、脳の細胞はＣＴスキャンやＭＲＩではなく、顕微鏡を使わないと観察できないからだ。

つまり、人間の脳を解剖する必要がある。そして、たとえ研究のために死後の脳提供を申し出る人がいても、問題は残る。脳の細胞が新しいものかどうかを見分ける方法だ。
古い細胞と新しい細胞を見分けることは、じつは非常に困難なのである。

「死の直前」でも脳細胞は増える

だが、スウェーデンのサールグレンスカ大学病院の研究者、ピーター・エリクソンが考案した画期的な方法によって、この問題は解決する。

「ＢｒｄＵ（ブロモデオキシウリジン）」という、おもに腫瘍専門医が使う、ガン細胞が分裂・増殖したかどうかを調べる試験薬がある。

このＢｒｄＵを使うとガンで増殖した細胞が染色されるが、ガン以外の細胞でも新しくできたものは染色される。エリクソンは、ガンで死亡した患者の脳内に新しい細胞ができていれば、ＢｒｄＵがそれを染色して検出できると考えたのだ。

新しい細胞を探すべく、研究者たちはすぐに行動を起こし、5名の死亡患者の脳を解剖する許可を得た。その5名の脳は、神経科学最大の謎ともいえる「脳の細胞は一生涯、新生しないのか」という問いに見事に答えをもたらした。

研究者は当初、ＢｒｄＵによって、少なくともドナー1名の脳から新しい細胞が検出されることを期待していた。だが結果的には、**5名全員の脳で新しい細胞が発見**された。しかもマウスの脳で見つかった、まさに同じ場所——海馬で、である。

信じられないことに、その細胞はできてから1か月ほどしか経っていなかった。要するに、**ガン末期のドナーが死を目前にしたころにできた脳細胞**ということだ。とすると、脳では常に新しい細胞がつくられていることになる。

また、新しい細胞が、もとより海馬にあった細胞とつながって連携し合う様子も顕微鏡を通して観察できた。環境にすっかり同化していたのである。ドナーの存命中、新しい細胞は正常に活動し、脳の機能にしっかり貢献していたというわけだ。

ドナーの脳に新しい細胞が発見されたことの意義は、きわめて重大だった。成人の脳でも「神経発生」、つまり新しい神経組織が生まれて成長するというニュースに世の中は騒然となり、世界中の新聞が大々的に取り上げた。医学分野の教科書はみな、修正を余儀なくされた。脳細胞は生涯新生しないという「真実」は、誤りであることが立証されたのである。

とはいえ、科学の研究の世界では、答えが一つ出れば、また別の疑問が生まれるものだ。次のような疑問である。

- **脳細胞は、どのような生活をしていても新生するのか。もし生活習慣に左右されるのなら、それはどのようなものか。**

・新生のスピードを速めることはできるのか。できるとすれば、何をすればいいのか。

理論的に答えを導くなら、その答えは運動よりほかにない。すでにマウスの実験で、明確に立証されているからである。

だが、本当だろうか。人間でも、運動をすれば**脳細胞の増加速度**を上げられるのだろうか。そして記憶力も向上するのだろうか。どちらも答えは「イエス」である。少なくとも、人間に新しい神経組織ができるという発見以来、20年にわたる研究がそう結論づけている。

核実験が「脳の謎」を解いた

先に進む前に、次の疑問について考えてみよう。

海馬で新しい細胞が生まれるという発見には、どれだけの意味があるのだろうか。それは科学者だけに意味のある発見ではないのか。研究現場では重視されても、実生活においては何の意味もないのではないだろうか。

まずいっておくと、脳細胞の新生は決して誤差の範囲ではない。**海馬の細胞のおよそ3分の1が一生をかけて新しい細胞と入れ替わっている**のである。

だがなぜ、そんなことがわかるのだろうか。当然の問いである。

ドナーの脳で新しい細胞が見つかっても、それが果たして成人してからできたのか、あるいはそれ以前からあったものなのかは判別できない。フレッド・ゲージとピーター・エリクソンの手法で検出できたのは、あくまでも最近、つまりBrdUで調べた時点で新しく生成された細胞であって、その人の誕生時までさかのぼって新生されているかどうかを確認することはできないのだ。

この謎を解くために、スウェーデンのカロリンスカ研究所の研究チームは、神経科学からはおよそ想像できないものの助けを借りた。**「核兵器の実験」**である。

1950～1960年代の冷戦時代には核実験が繰り返し行われ、実験場の多くは太平洋の環礁だった。だが、たとえ地球の裏側で行われようとも、実験によって大気中に放出された放射性同位体「炭素14」は世界中に拡散する。その濃度は定期的に測定されているので、その年ごとに大気中に「炭素14」がどのくらい含まれていたのかがわかっている。

はたしてそれが、脳細胞とどんな関係があるのだろうか？

じつは、脳で新たに細胞ができれば同時に新しいDNAもつくられ、その年の大気中の濃度と同じ割合で炭素14がDNAのらせんに取り入れられる。となれば、年ごとに記録された炭素14の濃度と照らし合わせれば、その細胞がつくられた年を特定できるわけだ。45歳の男性の脳で45歳の細胞が見つかれば、それは男性が誕生したときにできたものであり、30歳の脳細胞なら男性が10代のころにできたものということになる。

この方法により、90歳で死亡したドナーの海馬の細胞が生成された年を知ることができる。研究者たちはドナーと同じ年齢の細胞の数、また、それよりも若い細胞の数を計算した。その結果、海馬のほぼ3分の1の細胞のDNAの中に、このドナーが生まれた年以降の大気中と同じ濃度の炭素14が含まれていたことがわかった。この実験で、**毎日、1400個の細胞が、成人の脳の海馬で生まれている**ことが明らかになったのだ。つまり海馬では、成人してからも毎日四六時中、新しい細胞がつくられているのである。

そしてこの新生を妨げず、むしろ加速させる方法こそが「運動」というわけだ。

これで「ニューロン増殖率」が2倍になる

研究でわかったことは、一生の間、海馬で新しい細胞がたくさん生まれつづけていることだけではない。細胞の新生は記憶力を向上させるだけでなく、目視できない私たちの心の健康にとっても重要だということも判明した。

研究者の多くが、うつ病は神経細胞が新たに生まれないことによって起きる病気で、新しい神経細胞が足りないとうつ病を発症すると考えている。

この見解は、抗うつ剤によって脳の細胞が増えることに由来している。そのため、抗うつ剤を服用しても脳で新しい細胞が生まれる働きが阻害されると、薬の効果はなくなりうつ病の症状は消えない。これは脳細胞の新生が私たちの幸福感や、うつ病から回復する力にとって不可欠であることを意味している。

脳細胞をつくる働きが損なわれれば、気持ちが落ち込み、うつ病になり、記憶力も低下する。それとは逆に、**身体を活発に動かせば、脳細胞の新生は2倍に増える**ことがわかっている。これは健全な精神をキープするうえできわめて強力な作用といえるだろう。

「ほかのやり方」ではダメ？

では、脳細胞の新生を促せるものは運動だけなのだろうか？　科学者たちが「豊かな環境」と呼んだ刺激的な環境も、細胞の新生の重要な要素とはいえないだろうか。

じつは、そのとおり。環境も、脳の細胞新生には欠くことのできない要素である。

新しい細胞がどのくらい増えるかは、どのくらい生まれるかだけでなく、それをどのくらい保持できるかにもかかっている。脳の生まれたての細胞はきわめて弱く、変化の乏しい環境だと2つのうち一つしか生き延びられない。

しかし、新しい細胞のほとんどを生存させることは可能だ。マウスを豊かな環境に置くと、

新しい細胞のおよそ80%が生存できることがわかっている。

運動やトレーニングによって脳細胞の新生が促され、刺激的な環境がその細胞の生存を促す。この2つの要素が脳細胞の新生に関わっていることは、進化の面から見ればしごく理にかなっている。

私たちの身体は、ほうぼうを移動して新しい環境や出来事に出合うという生存環境に適応するため進化した。つまり、脳が新しい情報を取り入れるための下地をつくるのである。

脳は新しい体験を記憶にしっかり刻みつけるため、海馬に新しい細胞をつくる。その細胞は、身体を動かすことで得た経験（新たに出合った環境）の刺激を受けて生き延びるという仕組みである。

簡単にいえば、運動やトレーニングをすると、脳が新しいものを学ぶための土台ができるということだ。歩きながら単語を暗記すると覚えられる単語が20%増えるという話は、決して無茶な理屈ではないことがわかってもらえただろうか。

どんな条件下なら「メリット」が最大になるか

海馬は、記憶を短期から長期へと固定させる役目を果たしているが、海馬の仕事はそれだけにとどまらない。

物事を前後の流れのなかでとらえたり、今体験していることを過去の記憶と照合して感情を暴走させないようにしたりもする。

それだけではない。自分の居場所を空間的に認識するという役目も担っている。いわば「脳のＧＰＳ」として、今いる場所を把握し、その記憶を保存しているのだ（２０１４年度のノーベル生理学・医学賞は、これを発見した科学者たちに授与された）。

たとえば、あなたが本書を読んでいる今この瞬間にも、海馬の「場所細胞」と呼ばれる細胞は、あなたが部屋のなか、または外のどこにいるのかをシグナルとして発している。あなたが数インチ移動するだけで、別の「場所細胞」が活動してシグナルを発する。それらの情報によって、脳内にあなたのいる空間の地図がつくられていくのだ。

いいかえるなら、海馬は記憶の中枢という仕事以外にも、感情を制御したり、空間を認識したり、過去に訪れた場所を見つけたりするといった重要な仕事をしているのである。

海馬のことを知れば知るほど、この部位がいかに大切な器官であるかがわかるはずだ。もし海馬が機能しなければ、脳も機能できないのである。

本書で、海馬の説明にここまで多くのページを割くには理由がある。それは、**海馬が身体を動かすことによって最も恩恵を得る部位**と考えられるためだ。

運動をすると、海馬で新しい細胞が生まれる。身体を動かすことで血流が増え、より多くのエネルギーを得て海馬の機能がよくなる。古い細胞が遺伝子レベルで若返る。また、加齢による萎縮の進行が食い止められ、むしろ若返りさえする。運動を習慣づければ、長期的には、海馬のみならず脳全体の機能が改善され、より効率的に働くようになり、それがまた海馬にとってプラスに働くのだ。

運動を始めて海馬が強化されれば、様々な変化を実感するだろう。記憶力がよくなるのはもちろんのこと、感情に振りまわされなくなったり、好ましくない出来事があっても過剰に反応しなくなったりする（第2章のとおり！）。また、迷うことなく目的地に行けるようにもなる。おまけに、すばやく的確に物事が頭に思い浮かぶようになる。つまり、思考のスピードが速くなるのだ。

脳細胞が減らない「食事」

運動、セックス、（栄養不良にならない程度の）低カロリーの食事、プレーンチョコレートなどに含まれる**「フラボノイド」**はすべて、脳細胞の新生を促す効果がある。

だが新しい細胞は、ストレスや睡眠不足、過度の飲酒、高脂肪の食事、とくにバターやチーズに含まれる飽和脂肪酸の取り過ぎによって減少することも、ぜひ覚えておいてほしい。

本書は主に身体を動かすことに主眼を置いているので、食べることに関しては大まかな提案にとどめておくが、身体の資本となる食事もぜひ気にかけよう。

「どの記憶力」を伸ばす？

記憶は脳全体に転送されるが、保管される場所は**「記憶の種類」**によって違う。

前頭葉と海馬には、「ワーキングメモリー」が保管される。ワーキングメモリーとは、たとえば電話をかけるときには番号を覚えてボタンを押すが、そういった一時的な記憶のことをいう。また、「場所の記憶」も海馬に保管されている。

側頭葉には、「エピソード記憶」が保管されている。「エピソード記憶」とは、たとえばクリスマスイブにどんなことがあったか、また何をしたかといった記憶だ。

そして、ほとんどの記憶はそれが使われる場所に転送されて保管される。たとえば視覚的な記憶なら視覚野、といったように。

おもしろいのは、運動が影響をおよぼす脳の領域が、運動の種類でそれぞれ異なることだ。そのため、**記憶も運動の種類によって影響を受ける種類が異なる**。

たとえば**「暗記の能力」は、筋力トレーニングではなくランニングによって高められる**ことがわかっている。だが、**「連想記憶」は、筋力トレーニングで高まる**という。「連想記憶」

とは、たとえば顔と名前を一致させるときの記憶だ。また、**カギをどこに置いたのかを思い出すというような記憶は、ランニングと筋力トレーニングの両方に影響を受ける**という。

運動が記憶力におよぼす影響について詳しく調べると、2つの結論にたどり着く。一つは——これは最も重要な点であるが、記憶力を高めたいのであれば、何かしら運動をすべきだということ。どんな運動をするかはさして重要ではない。

もう一つは、物の置き場所から言葉の暗記まで、あらゆる種類の記憶力を高めたければ、様々な運動、つまり有酸素運動と筋力トレーニングの両方を取り入れるとよいということだ。だが、もしどちらかを選ぶなら、**記憶力向上に最も有効なのは、有酸素運動**といえる。

運動で海馬と前頭葉がともに強化されるという事実は、運動が様々な種類の記憶力を高めることを意味する。ほとんどの研究は短期記憶におよぼす運動の効果を調べたものだが、短期記憶と長期記憶のどちらにも有効、ということだ。それが今朝の出来事だろうと20年前に起きた出来事だろうと、難なく思い出せるようになるのだ。

「脳トレ」では頭はよくならない

グーグルで「認知トレーニング（cognitive training）」という言葉を検索すると、１０００

万以上ヒットする。そのほとんどは、脳の機能を高めると謳うアプリやコンピュータゲーム、そのほかの商品の広告だ。そして、どれもみな効果がありそうなものばかりだ。

誰だって、できることなら脳の働きをよくしたいと思っている。短時間で脳が鍛えられるという名目の商品を扱うビジネスは、巨大産業に成長した。いまや、脳トレ関連のコンピュータゲームの売上げは、年間で１００億ドル以上にものぼるという。

近年、そういった脳トレ関連のゲームやアプリに実際に宣伝どおりの効果があるのかを確かめるべく、スタンフォード大学とマックス・プランク研究所の主催により、世界の名だたる神経科学者と心理学者70名が立ち上がった。そして専門家たちの手で、認知トレーニングの分野に科学のメスが入り、「コンピュータゲームが本当に脳の認知能力を高めるのか」という問いに答えが出たのである。

その答えは、容赦なく否定的なものだった。コンピュータゲームやアプリが提供する様々な認知トレーニングは、確かにゲームそのものは上達しても、とくに**知能が高くなったり、集中力や創造性が改善されたり、あるいは記憶力が向上したりといった効果はない**ことがわかったのである。単に、そのゲームがうまくなるだけだ。

また、やはり脳を鍛えるといわれるクロスワードパズルや数独も同じだった。**クロスワードパズルを解いてもパズルが得意になるだけで、それ以上の効果はない**という。

そのいっぽうで、運動があらゆる認知機能を強化できることは、多くの研究が繰り返し立証している事実である。運動vs脳トレの勝負は、運動が圧勝したのである。

何でも覚えてしまう具体的プラン

理想的な方法は、有酸素運動（持久力系のトレーニング）と筋力トレーニングの両方を取り入れることだ。ほとんどの研究は、有酸素運動が海馬に与える影響を対象にしたものだが、記憶の種類によっては、筋力トレーニングのほうが効果的な場合もある（たとえば、顔と名前を一致させるなど、関連性を想起する連想記憶力など）。

何かを暗記するときには運動してから、あるいは運動をしながら覚えると効果が上がる。この場合、決して全力で行う必要はない。ウォーキングか軽いジョギングでも充分に効果がある。

効果が最も上がるのは、トレーニングをしてから1日から数日後であることも忘れずに。

何より運動を習慣づけよう。もちろん、一度でも記憶力は向上するが、認知機能の多くがそうであるように、記憶力も数か月にわたって忍耐強く運動を続ければ、さらなる効果が期待できる。

Column

「日常」より「非日常」を脳は選ぶ

私たちの記憶は、基本的には互いにつながっている脳細胞の集まりだ。何か新しい体験をすると、つまり新しい記憶ができると、「シナプス」と呼ばれる新たなつながりができる。つながりといっても、細胞同士が物理的に接触しているわけではなく、科学的な作用によって情報が細胞の末端から別の細胞に伝わることをいう。

その様子をノーベル賞受賞者のサンティアゴ・ラモン・イ・カハルは、「たとえ細胞同士が実際に触れていなくても、手をつないでいる」と詩的に表現した。

細胞同士がどれだけ強く結びつくかは、情報がどれだけ細胞から細胞へと伝わったかで決まる。

たとえば、あなたが新しい電話番号を覚えると、新しいつながりができる。その相手に電話をかけるたびに、つまり同じ電話番号のボタンを押すたびに、つながりは強くなる。細胞同士が互いにしっかりと手をつなぐのである。かける回数が増えるほど、その番号の記憶もしっかりと刻まれていく。「同時に発火したニューロン同士が結合する」という言葉を覚えているだろうか。とはいえ、その相手に一度しか電話をかけなければ、番号は記憶に残らない。細胞同士のつながりは、強化されなければ弱くなって断たれてしまうのだ。

これと同じように、記憶を細胞と細胞の間にできる「脳の道すじ」と考えてみよう。よく踏みならされた道であれば残りつづけて、記憶も保持される。道ができてすぐに踏みならされれば、記憶はしっかりと刻まれ、一生涯残るのだ。しかし数回しか歩かなければ、草が生えてきてそのうち覆い隠されてしまう。

ただし、例外もある。

めったにない、あるいは異常なほど強烈な体験は、たとえその道を歩いたのが一度きりでも、生涯にわたって心に残る。脅威や危険など、感情を大きく揺さぶられる好ましくない出来事の場合がとくにそうだ。この種の記憶は、生存という観点では非常に重要で、そのため「優先的に」記憶の貯蔵庫に保管される。進化の見地に立てば、危険な目に遭った記憶は、また同じ目に遭わないようにしっかりと覚えておく必要があるのだ。

つまり、何か恐ろしいものを見たり、命を脅かされるような状況に遭遇したりすると、その出来事は一生忘れられないほど鮮明に記憶に刻まれる。ありふれた、心がまったく動かないような出来事、たとえば靴ひもを結ぶといった記憶は道すじを残さない。脳細胞は少しだけ手をつないで、すぐに離してしまう。靴ひもを結んだことなど、あっという間に忘れてしまうだろう。

このように考えれば、運動によって脳の道すじが踏みならされ、細胞が「しっかり手をつなぐ」ことがよく理解できることと思う。

この章の冒頭を思い出してほしい。運動によって、海馬の細胞からBDNFが分泌される。BDNFは脳の細胞同士のつながりを強化するので、細胞が「よりしっかりと手をつなぐ」。つまり、脳の道すじがすばやく踏みならされる。記憶は深く刻みつけられ、一度頭に入ったことは忘れにくくなる。

このようにして、運動によってBDNFが増えると、シナプスのつながりが強化されるのだ。これは、運動が記憶の力を向上させることを裏づける重要な証拠である。

第6章

頭のなかから「アイデア」を取り出す

最新リサーチが実証した「ひらめきの生み方」

「私が足を踏み出したその瞬間から、あふれ出るように思考が湧き上がる」

ヘンリー・デイヴィッド・ソロー（アメリカの作家、思想家）

村上春樹は世に広く知られる日本人の作家で、その著作は世界中でベストセラーとなっている。また、世界の名だたる文学賞を数多く受賞し、ノーベル文学賞の候補者としても再三、名前が挙がる。いったい彼はどこから作品の着想を得るのだろうと不思議に思うなら、2007年に出版された回顧録の題名『走ることについて語るときに僕の語ること』(文藝春秋)を見れば、その疑問はたちどころに氷解するはずだ。

この本のなかで、村上は創作のプロセスを詳しく語っている。作品の執筆中は毎朝4時に起床し、午前10時まで仕事をする。昼食を取ったのちに10キロのランニングを行い、それから水泳をする。そのあとは音楽を聴いたり、読書をしたりして過ごす。そして夜の9時ごろには就寝する。

一つの作品を書き上げるまでの半年間、村上は毎日こうした生活を送っているという。彼の創作のプロセスには、芸術的な繊細さと同じくらいに、運動でつちかった体力が何より欠かせないのである。

運動が創造性に計り知れない影響をおよぼすことを知っているのは、彼だけではない。作家、ミュージシャン、俳優、アーティスト、科学者、起業家など、多くのプロフェッショナルたちが、**創造性を高めるために運動している**と口を揃えるのだ。

アイデアの科学

運動が創造性を高める――これもまた、私が脳におよぼす運動の影響に関心を抱いた理由の一つだ。それまで、ランニングやテニスの試合をしたあとで抜群のアイデアがひらめくことは、幾度となく経験していた。初めは偶然か、あるいは運動して単に頭が冴えただけだと思っていた。

だが、運動してから数時間の間に何度も同じようなことがあると、ひょっとしたら運動したために創造の力が増したのではないかと思うようになった。

その後、創造性と運動の関係を詳しく調べはじめると、自分の推測が正しいことを知った。アイデアがひらめいたのは、単に頭が冴えた、あるいは気分がリフレッシュされた結果ではなかったのである。

それは「突然」やってくる？

運動によって創造性が増すことは、それに恵まれた多くの人が身をもって証明している。

アルベルト・アインシュタインは、自転車をこいでいるときに相対性理論を思いついた。

人類史上、最も偉大な作曲家ともいうべきベートーヴェンは、40代のころには完全に聴覚を失っていたにもかかわらず、それ以降も交響曲を3曲生み出している。日中、彼はたびたび仕事の手を休め、着想を得るために長い時間、散歩をしたといわれている。

また、チャールズ・ダーウィンは「ダウン・ハウス」という名で知られる屋敷のまわりの散歩道――彼はそれを「思索の小径《こみち》(thinking path)」と呼んだ――を何時間も歩いて過ごした。革新的な著作『種の起源』は、おそらく進化生物学において最も重要な文献だが、その着想を発展させた時期こそが、ここを散歩していたころだという。

近年の例としては、アップルの共同創業者でCEOを務めたスティーブ・ジョブズはしばしば歩きながら会議を行ったことで知られている。彼は会議室のテーブルを囲んで話し合うよりも、歩きながら意見を出し合うほうが成果があると考えた。ジョブズのやり方には、フェイスブック創業者のマーク・ザッカーバーグや、ツイッターの創業者ジャック・ドーシーら、シリコンバレーの多くのビジネスエリートたちが共感を覚え、この「ウォーキング・ミーティング」を取り入れている。

「創造性」とは何か

これらのエピソードは、運動が創造性を高めることを雄弁に物語りはするものの、決してその効果を科学的に実証するものではない。となれば、運動が「既存の枠組みにとらわれない思考」を促すことや、そのためには具体的に何をすればいいのかをお伝えする前に、まず**創造性とは何か**、そして、それを見極める方法についてお話ししよう。

「創造性がある」と評価するためには、その対象が斬新さと意義を兼ね備えていなくてはならない。他人の成果を真似ても、創造とはいえない。また創造されたものは、何らかの目的や役割を果たさなくてはならない。無意味な発明も、やはり創造とはいえない。

創造性の研究において、この能力は2つの思考の枠組みで分類されている。**「発散的思考」**と**「収束的思考」**だ。

「発散的思考」は、いわゆる「ブレインストーミング」のことだ。多角的で相関性のある答えをできるだけ多く想起することである。

発散的思考力を測るテストで代表的なものは、「用途の代案課題（Alternative uses task）」と呼ばれるものだ。

これは、与えられた言葉の持つ用途を、どれだけ多く想起できるかが尺度になる。たとえば「レンガ」という言葉なら、決められた時間内でレンガの様々な用途——壁や家屋の建材、ペーパーウェイト、ドアストッパーなど、思いつくかぎり回答する。ここで重要なのは、回答の数はもちろん、その内容が具体的で、すべてが完全に別個のものであることだ。また、独創的で、ほかの被験者の回答と重複しないことも望まれる。だが、「宇宙ロケットをつくる材料」といった、非現実的な回答はカウントされない。

単純なテストに思えるかもしれないが、このテストで被験者の創造性のレベルをかなり正確に測ることができる。また時間制限があるため、これがなかなか難しい。

このテストの大きな利点は、知能指数に関係なく創造性のみが測れることだ。IQが高くても、人よりうまく回答できず、言葉につまる人も少なくないのである。

いっぽう「収束的思考」は、発散的思考とは相反するタイプの思考だ。様々な答えを想起するブレインストーミングとは違い、唯一の正解にすばやくたどり着くための思考である。

これはつきつめていうと、与えられた情報の本質的な要素を見抜くことだ。たとえば３つの言葉を与えられたときにすばやく共通点を見つけられることは、この思考による。

「ヴァーサ号博物館」「グローナルンド遊園地」「ストックホルム市庁舎」の共通点は何かと問われたら、答えはスウェーデンのストックホルムの観光地であることだ。いいかえれば、たった一つ、あるいはわずかしか正解がないのである。それ以外の回答は正解ではない。

収束的思考は、発散的思考よりも速さと論理性が求められるため、脳の負担はこちらのほうが大きい。それでも収束的思考は、「突拍子もない、非現実的な発想に飛ばない」という点で創造においても重要な思考だ。科学においても芸術においても、創造には欠かせない頭の働きなのである。

アイデアが歩き出す

近年、こういったテストのおかげで、運動をすると創造性が増すことが科学的にも立証されている。そのなかでも抜きんでて目覚ましい結果を報告したのが、スタンフォード大学の研究チームが行った実験だ。

この実験には176名の被験者が参加し、創造性を測る数種類のテストを受けた。被験者たちは、屋内や屋外で歩いたり、座って身体を休めたりといった様々な条件下でテストを受けることになる。

この研究論文のタイトル「アイデアを歩かせよう：創造的思考におけるウォーキングの効能」こそが、結果をそのまま表している。被験者が歩きながらテストを受けた場合、**5人に4人の割合で好成績を挙げた**のである。その差は明らかだった。とくに**ブレインストーミングと新しいアイデアを出す能力において、歩きながらテストを受けた被験者の成績は、歩かずに受けた被験者をおおむね60％も引き離していた。**

ただし収束的思考——「正しい」回答や共通点を探す能力は上がらなかった。研究グループの1人、マリリー・オペッツォは次のように述べている。「ウォーキングをしたからといって現代のミケランジェロになれるとはかぎらない。だが、創造のプロセスにおける最初の段階をスタートさせてくれることは間違いない」

「どこでやるか」は問わない

環境の変化に刺激を受けると、普段とは違った考え方ができるようになるといわれている。あながち間違いではないのだろうが、先ほどのスタンフォード大学の研究では、**創造性が増すのに、歩いた場所は関係ない**ことがわかっている。

実験では、大学のキャンパスを歩いた者もいれば、屋内で灰色の壁とにらみ合いながらトレッドミルの上を歩いた者もいた。それでも、両者ともに創造の力は増していたのだ。

何名かの被験者は、車椅子でキャンパスの遊歩道を動きまわった。創造的な思考力を高めたのが、環境ではなくウォーキングであることを確かめるためだ。つまり、この被験者たちは身体を動かさないで、屋外を歩いた人たちと同じ環境にいたということになる。

結果はどうなったであろうか。同じ屋外でも、**車椅子のグループより、歩いたグループのほうが創造性が増していた**ため、創造の力を高めたのは環境ではなかったことがわかった。とすると環境の変化は、創造性に何も影響をおよぼしていないことになる。大切なのは歩い

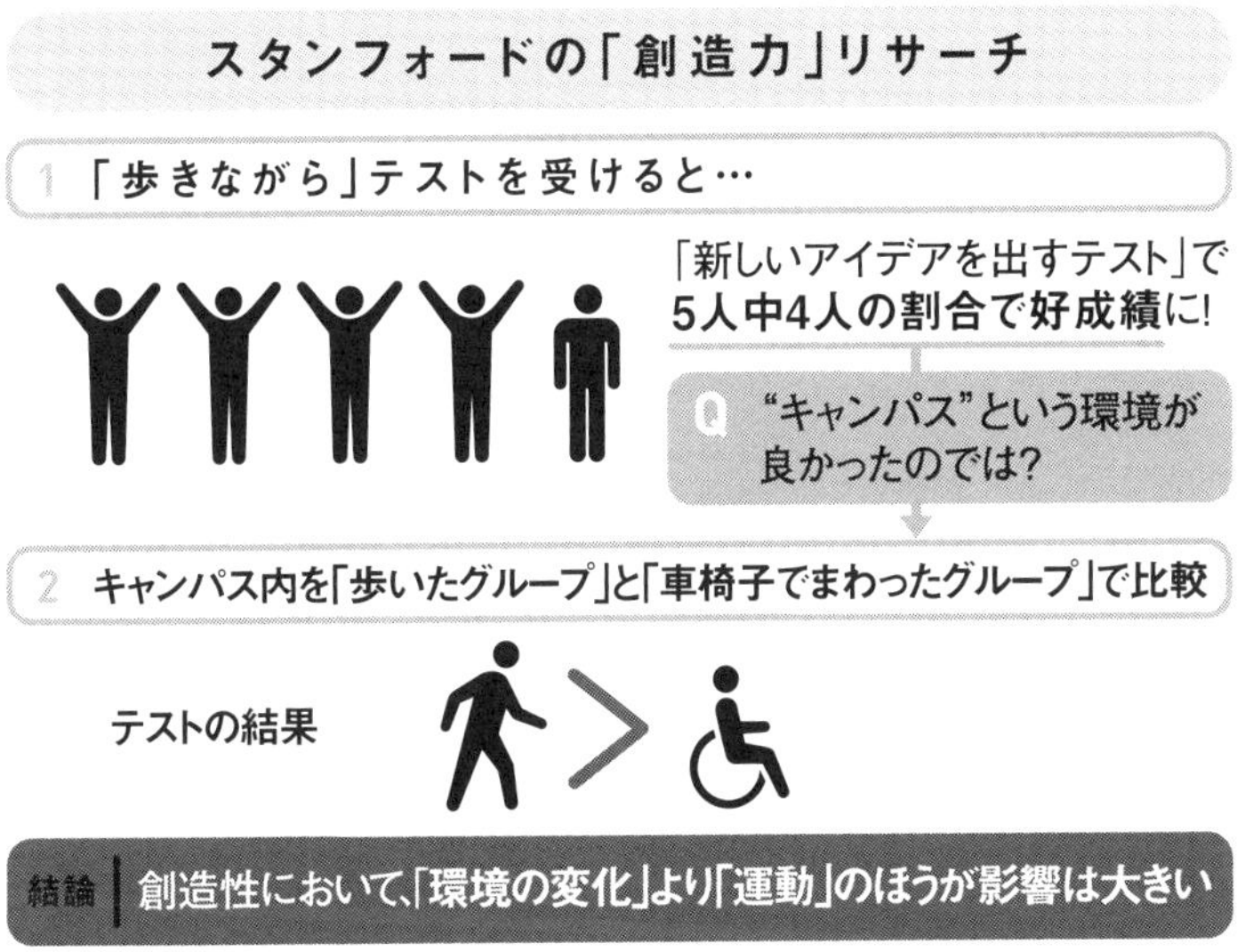
スタンフォードの「創造力」リサーチ
1 「歩きながら」テストを受けると…
「新しいアイデアを出すテスト」で
5人中4人の割合で好成績に!
Q “キャンパス”という環境が良かったのでは?
2 キャンパス内を「歩いたグループ」と「車椅子でまわったグループ」で比較
テストの結果
結論 創造性において、「環境の変化」より「運動」のほうが影響は大きい

たり走ったりすることで、場所はどこでもよいのである。

では、精神状態はどうだろうか。運動をすると、たいていの人は気分が爽快になる。「創造性が高まったのは運動で気分がリフレッシュされたおかげだ」という人もいるだろう。

だが、どうやら違うようである。運動したあとで行われた創造性を測るテストでは、運動後に気分が改善しなかった被験者でも成績がよかったのだ。

となれば**創造の力は、単に気分がリフレッシュされたから高まるわけではない。**

つまり、新しいアイデアをひらめく力は、身体を動かすことによってこそ強化され、環境や心の状態のおかげとはいえないのだ。

ひらめくには走るべきか、歩くべきか

スタンフォード大学の研究では、被験者は大学の屋内外を歩いたが、創造性を増すための最適な活動とは何だろうか。歩いたほうがいいのか、それとも走ったほうがいいのか。

断定はできないが、**ウォーキングよりもランニングか、もしくはそれと同じような活動により効果がある**といわれている。身体にある程度の負荷がかかる活動のほうが、創造性においても効果が高いのだ。

そして、少なくとも30分は取り組む必要がある。創造性は、主に運動のあとに高まるが、それはじつに合理的だ。ブレインストーミングなら歩きながらでもできるが、走りながら考えごとをするのは難しいだろう。

では、運動をしたあとで高まった創造性は、どのくらい維持できるのだろうか。効果は一生続くのだろうか？　残念ながら答えは「ノー」である。

創造性が高まる効果は、あくまでも短時間だ。**創造力の上昇は1時間から数時間**で、その後は徐々に消えていく。もう一度インスピレーションを得たければ、また歩くか走るよりほかないだろう。あの村上春樹も、日常的にランニングをしている。

だが創造という観点では、全力を出しきって疲れてしまうことは勧められない。それでは創造性は高まらない。

これは実験でも裏打ちされている。**運動をがんばりすぎた被験者は、そのあとの創造性のテストで成績が芳しくなかった**のである。

では、なぜ効果は長続きしないのか。そして、なぜ疲れるまで運動すると逆効果になるのか。今の時点ではまだ解明されていないが、可能性として次のようなことが考えられる。

前述したように、運動すると脳に流れ込む血液が増える。それによって脳の働きが促進され、認知能力が向上して創造性も増す。だが**疲れるほど運動すると、脳の血流量は逆に減る**。血液が脳から筋肉へと流れを変えるためだ。筋肉が最大限の力を発揮するためには、その筋肉により多くの血液が必要になる。

脳の血流量が低下すると、脳自体の効率も落ちるといわれている。あなたも、疲れているときに思考力が鈍るのを経験したことがあるだろう。

とはいえ、疲労にともなう創造性の衰えは、あくまでも一時的なものだ。激しい運動をしたために創造の力が損なわれても、その状態が長引くという実験データは今のところ上がってはいない。

「太ったクリエイター」が少ない理由

運動をすれば、誰でも創造性が増すのだろうか。それとも何か条件はあるのだろうか。確かに条件はある。望ましい効果を得るためには、身体が適度に健康でなくてはならない。

実験でも、身体をよく鍛えた被験者が運動をした場合に、創造性のテストでよい結果が出ている。**逆にまったく身体を鍛えていないと、創造性は変化しないどころか、激しい運動をすると、その後、数時間にわたり創造性は衰える**ことがわかっている。これは、前述したように疲労によって脳の血流量が減少するためだ。たとえ短い距離をゆっくり走ったとしても、常日ごろ身体を鍛えていない人は疲れきってしまう確率が高いのだ。

運動によって創造性を高めたいのであれば、ある程度健康体であることが前提だ。身体を鍛えていない人が創造性を高めたいのなら、極端に疲れない運動、つまりウォーキングやスロージョギングが適しているだろう。

才能vs努力

モーツァルトは、現存する書簡のなかで、自分の作曲の手法について語っている。それは、まさに神業だ。この伝説的な作曲家は、楽器にまったく手を触れずに傑作を完成させたという。すでに完成した交響曲が頭のなかで鳴り響き、彼はただそれを紙に書き写したに過ぎないというのである。のちに、その曲をオーケストラが演奏したとき、最初に頭のなかで聞いたとおりの、すばらしい出来栄えだったと彼は書いている。

この天才的な芸術家に備わった、とてつもない創造の力に、私たちはただ圧倒されるばかりだ。このようなエピソードは、創造の天才といわれる人々の脳が、私たち凡人には想像もつかない働き方をする例として、よく引き合いに出される。

だが、この書簡に書かれていることは真実ではない。

実際には、モーツァルトはそのようなやり方で交響曲をつくらなかった。

あらゆる資料は、彼が仕事とじっくり向き合い、既存の作曲法や音楽理論を取り入れて曲づくりを行ったことを伝えている。また納得がいくまで調整や修正をかぎりなく繰り返し、完璧なものに仕上がるまでに途方もない時間をかけたという。モーツァルトが生んだ数々の傑作は、神からの贈り物などではなく、懸命に努力してつくり上げた作品にほかならない。

ニュートンが万有引力の法則を思いついたときのエピソードも、これと同じである。あの、木の下に座っているときにリンゴが頭に落ちてきたという話だ。

この話には、詳しく語られていない部分がある。このアイデアがひらめく前から、彼が何十年もの間、数学や物理学に取り組んでいたこと。そして、ようやく法則を証明できたのは、リンゴが落ちてから20年も経ってからだったことだ。

もちろん、モーツァルトにもニュートンにも、「これだ！」と叫ぶような瞬間はあったかもしれない。だが、彼らのひらめきは偶然に生まれたものではなく、長い時間をかけて勤勉な努力を重ねた結果であったことを、あらゆる記録が示している。

だからといって、努力すれば誰でもモーツァルトのように不朽の名作を書き上げられるわけでも、ニュートンのようにその道の先駆者として科学の歴史に名を残せるわけでもない。

だが、この2人の天才は、**私たちの誰もが努力を重ねれば創造の力を高められる**ことを教えてくれている。

そして身体を動かしながら努力を重ねれば、なおのことその可能性は高まるといえよう。

アイデアを「量産」する

あなたは、ブレインストーミングのときにアイデアをたくさん思いつき、自由自在に発想できて、次から次へとアイデアがあふれ出るタイプだろうか。それとも、私と同じで、最小限のアイデアしか出さずに、そのうちのどれかがうまくいくことを願うタイプだろうか。

じつは、すぐれたアイデアを思いつくためには、前者の方法が最も適しているという。

被験者が発散的思考における創造性のテストを行った研究では、**アイデアをたくさん思いついた人ほど、すぐれたアイデアもたくさん思いつく傾向にあった。**当たり前といえば当たり前だが、これは考察に値する結果だ。できるだけ多く想起すれば、たとえ役に立たないものが大半を占めても、そのなかに一つぐらいは、すばらしい発想があるものだ。

いっぽうで、天才的なアイデアを一つか2つ思いつき、それ以上まったくアイデアが浮かばないというケースはめったにない。

私たち凡人がよい着想を得るためには、何より努力が必要だ。

モーツァルトとニュートンの逸話でもわかるように、創造のプロセスにおいて粘り強さは過小評価されがちだが、根気よく創造に取り組むことは、すぐれたアイデアを生むには欠かせない要素である。

運動は、発散的思考や収束的思考に役立つばかりでなく、地道に努力するための気力を養うことにも役立つ。運動によって肉体的、精神的に強くなれば、根気強く仕事が続けられる。村上春樹が執筆中に運動を日課にしていることが、何よりの証拠だ。

すばらしい着想は、努力さえ続けていれば遅かれ早かれ生まれるものなのである。

「創造の発信源」を突き止め刺激する

創造の力を発揮するときに脳内で起きていることを探る研究は、飛躍的に進歩している。科学者にとって創造とは、もはやブラックボックスではない。創造の力が普通よりすぐれている人が存在する謎は、徐々に解明されつつある。

創造性の研究にたずさわる科学者たちが目を向ける場所は、前頭葉（高次認知機能をつかさどる部位）のような領域だけではない。彼らの視線は、脳の深部にも注がれている。「視床」である。

「視床」がキー情報を選出する

脳では、膨大な数の情報が絶え間なく選別されている。たとえば、今この瞬間、私たちが目にしているものや聞こえているもの。腕や脚の位置関係。部屋のなかは暖かいか寒いか。呼吸するたびに肺に空気がたまる感覚。心臓の鼓動の速さ。

そういった情報を、脳は昼夜を問わず、四六時中受け取っている。そのなかには、私たちが意識している情報もあれば、意識していない情報もある。通常は呼吸や脚の位置などを意識することはないが、それは機能的に正常である。情報が何もかも意識に上ったら、何事にも集中できなくなってしまう。

視床は、私たちが情報の波にのまれてしまわないよう、意識のフィルターとして働いているのだ。

視床は脳内で、ちょうど自転車の車輪のスポークが集まるハブのように位置していることはすでに書いたとおり。この視床が、脳の中心部にあることは決して偶然ではない。情報は脳の様々な領域から（たとえば視覚情報なら、視覚の中枢から）視床に集められる。すると、視床はどれをシグナルとして意識に送るかを選別する。

いわば秘書が、上司――この場合は大脳皮質と意識――が出席すべき会議と出席しなくていい会議を選別するようなものだ。視床が正常に機能しないと、大脳皮質は情報であふれてしまい、本来の働きができなくなる。判断力のない秘書が、会議を片っ端から手配したために、上司は会議に出るばかりで自分の仕事にとりかかれないのと同じである。

天才の条件

現代の科学では、このように脳内で情報があふれてしまう現象は、「統合失調症」の症状だと考えられている。現実から乖離《かいり》し、妄想にとらわれ、視覚や聴覚による幻覚におそわれてしまうのだ。つまり脳が一度に大量のイメージを受け取ってしまうため、現実の世界が認識できなくなるのである。そして無意識のうちに、現実に取って代わる別の世界をつくり出してしまう。

事実、統合失調症の患者には、しばしば奇抜な思考パターンが見受けられる。私自身も、普通ならとうてい思いつかないような奇想天外な妄想にとりつかれた患者を診察することが時折ある。

だが、物事には得てして2つの面があるものだ。視床があらゆる情報を素通りさせたからといって、必ずしも弱点や精神疾患にはつながらない。

これも、やはり創造性と関係がある。思いもよらないアイデアがひらめく、あるいは既成概念にとらわれずに物事を考える、といったプラスの面にもつながっている。**情報のシグナルが大量に大脳皮質と意識に送られると、独特の発想を得たり、普通の人とは違った視点で物事が見えたりするようになる**のだ。

思いつく「確率」を上げる

実際には、どのようなメカニズムなのだろうか。

視床のフィルターが正常に働くためには**ドーパミン**（ここでも、ドーパミンは重要だ）が必要だ。だが、量は多すぎず少なすぎず、あくまでも適量でなくてはならない。適量でない場合には、視床は情報をきちんとふるいにかけられず、脳内は情報過多になる。それが、プラスにもマイナスにも働くのである。

いってみれば、**視床のドーパミンの量が適正でないと創造性が高まる可能性も、精神を病む可能性もある**ということだ。

これは、実際の実験でも裏打ちされている。

神経科学者で、スウェーデンのカロリンスカ研究所の教授も務めるフレドリク・ウレーンが行った実験では、発散的思考の創造性テストにおいて、抜群の成績を挙げた被験者は視床のドーパミンの受容体が少なく、ドーパミンの値が適正ではなかった。そのため、彼らの視床のフィルターは通常よりも多くの情報を通過させ、結果的に思考の創造性が増していたのである。

興味深いことに、テストで成績のよかった統合失調症の患者にも、これと同じ作用が働いていた。統合失調症の場合も視床のドーパミンの受容体が少ないといわれるが、この場合は創造的な思考ではなく精神病を招いている。

では、「精神疾患」と「創造の天才」を分岐させるものは、いったい何か。

今の科学ではまだ明確な答えは出ていないが、**脳のほかの機能が正常であれば、たとえ情報量が多すぎても病気にならず、「創造性」という恩恵だけを受け取る**のではないかといわれている。過剰な情報にうまく対処して、仮想の世界をつくらない強靭な脳である。

脳が強靭であれば、たとえドーパミンの量に問題があっても精神病にはならず、むしろ独創的で創造性に富み、自由な発想がもたらされるのだ。これに対して、脳が適切に機能しない場合は、情報の洪水に溺れて精神を病み、現実の世界を認識できなくなる。

要は、**正しく意図して創造性を上げるには、脳内のあらゆる部位にアプローチできる「運動」が最適**というわけである。

脳については、白黒をはっきりつけるのが難しく、一つの特徴があるかないかという二択ではない。たいていの場合はグレーゾーンが非常に広く、そのなかのどこかに特徴が当てはまるとしても、程度も様々である。

また、視床が大量の情報を通すからといって、創造の天才か精神病のどちらかに必ずなるわけでもない。その両者の間には、かなりの開きがあるのだ。

そのなかで、脳が扱いきれないほど大量の情報に対処しながら悲鳴を上げている状態の人がいる。そういった人は、人生のある時期には精神病に近い状態になるかもしれず、ある時期には脳がしっかり対処して、凡人にはとうてい思いつかない何かをつくり上げるのかもしれないということだ。

「ノーベル賞級の発見」にはパターンがある

創造的な才能と精神疾患がいかに隣り合わせであるかを示してくれる例は、歴史上にも数多く存在する。そのなかでも有名なのが、画家のフィンセント・ファン・ゴッホと哲学者フリードリヒ・ニーチェである。両者とも、類いまれな創造性に恵まれながらも、人生のある時期に精神病を患っていた。

近年の例では、ノーベル経済学賞を受賞したジョン・ナッシュが、やはり人並みはずれた創造性に恵まれながらも深刻な精神の問題を抱えていた。アカデミー賞に輝いた映画『ビューティフル・マインド』のなかでラッセル・クロウがその役を演じたナッシュは世界的な数学者だったが、統合失調症を発症した。そして、幻聴や妄想にとらわれ、自分が尾行や脅迫を受けており、陰謀に巻き込まれていると思い込んでしまった。

ナッシュは、この病気が恩恵と災いの両方の面を持つことを自覚していた。「もし正常に物事を考えることができたら、こんなにもすばらしい科学的な発想は一つとして思いつけなかったでしょう」。彼はみずからの類いまれな創造の力について、そう語っている。

人並みはずれた創造力を持つ人の多くは精神病ではないが、家系にその痕跡が見られることも少なくない。アインシュタインには、統合失調症の息子がいた。

博学者で、哲学者、作家、政治家など複数の顔を持っていたバートランド・ラッセルには、統合失調症の親族が多い。
音楽界で数十年に1人といわれた逸材、デヴィッド・ボウイには統合失調症の兄がいた。

これを説明する理由として、次のようなことが考えられる。こういった人はみな、視床のフィルターが膨大な情報量を通し、そのために人並みはずれた独特の思考が促された。そして脳が過剰な情報量に対処できた人（**運動をすれば、少なくともあなたもこちら側に入る可能性が高まる！**）は、その状態を活かすことができた。その場合は天才的な能力を発揮し、いっぽう脳が過剰な情報を扱いきれなかった人は精神病を患ってしまったのだ。

脳内に「アイデアの波」を起こす

無数に生まれたアイデアを視床のフィルターに通して、それを活かすという重要な働きを担う部位は、前頭葉だといわれている。繰り返しお伝えしているように、前頭葉は運動によって強化できる。短期的には、運動をするとすぐに前頭葉の血流量が増えて、機能が向上する。また長期的には、ほかのメカニズムを通してさらに働きがよくなる。これについては第3章で説明した。

つまり、先ほどから述べているように、あふれ出るアイデアを活かして何かをつくり上げるための素地が、運動やトレーニングで整うのである。

さらに、運動やトレーニングをすると、アイデアを活かす力が高まるだけでなく、アイデアそのものがあふれ出るようになると考えられている。どういったメカニズムでそうなるのかはまだ解明されていないが、視床のフィルターの働きには欠かせないドーパミンに、運動が作用するためだといわれている。

運動をすることでドーパミンのシステムが調整され、私たちの気分や視床を通る情報量も適宜制御される。その結果、創造性が増すのである。

持って生まれた創造の才能は人それぞれで、それを変えることはできない。だが、与えられた能力を活かすも殺すも、私たち次第だ。そして創造性を高める要素は決して一つではなく、そのなかで何より効果を発揮するものが「運動」なのだ。

今、あなたは仕事に行きづまりを感じているだろうか？　よい発想がなかなか生まれずに困ってはいないだろうか？　もしそうであれば、今すぐ外に出て走ろう！　村上春樹やベートーヴェンが傑作を生み出したなら、あなたや私にだって同じことが起きるはずだ。

創造性を発揮するプラン

創造性を増やすために最も効果がある活動はランニング、またはそれと同じような活動だ。ウォーキングにも効果はあるが、走ったほうがより効果は大きい。

できることなら20～30分は走ろう。走り終えてから、創造の力が高まるのが実感できる。その効果は2時間ほど続くだろう。

疲れきるまで走らないこと。また、無理をしすぎると、そのあとの数時間は逆に創造の力が衰える（しかし長期的に衰えはしない）。

そして、習慣的に身体を鍛えておこう。創造性を高める運動の効果が絶大になる。

運動をすると、主にブレインストーミングの能力が向上するが、その程度には個人差があることもお忘れなく。

Column

遺伝子で「あなたの将来」はわかる？

私たちは「遺伝子」によって形づくられるのか、あるいは「環境」によってか。この論争は、しばしば極論や正論を生みながら、長い間、一進一退を繰り返してきた。もちろん今では、人の運命は遺伝情報のみで決まるわけでも、環境のみで決まるわけでもなく、両者の組み合わせによって決まるということがわかっている。また遺伝子と環境の要因が密接にからみ合い、環境がきわめて複雑な生物学的メカニズムを通してDNA（デオキシリボ核酸）——遺伝情報が組み込まれている物質——に影響をおよぼすこともわかっている。

どのように脳が発達し、どのような人間がつくられるのかはDNAの遺伝情報のみで決まるわけではないことをはっきりと示す数字がいくつかある。人の遺伝子の数は、およそ2万3000個だ。そして脳にはおよそ1000億の細胞があり、前述のとおり細胞同士のつながりの数は100兆にもなる。たった2万3000個の遺伝子では、この100兆ものつながりを支配できない。

簡単にいうと、脳がどのように発達するかを定める遺伝的プログラムも存在するものの、脳という器官はあまりに複雑なので、そのプログラムには支配しきれない、ということである。

遺伝子は、脳細胞が生まれて死に、細胞同士が結合して離れるためのお膳立てをしているに過ぎない。その変化がどのようにして起こり、どのような人格をつくり出し、どのように頭脳や精神が機能するかは、その人の経験や生活環境、とりわけ「生活習慣」によって決まる。

この生活習慣こそが、本書のテーマにほかならない。運動のみが脳の発達を促すわけではないが、研究ではきわめて重要な役割を演じることがわかっている。運動は、私たちが理解しているよりもはるかに重要な「創造的」営みでもあるのだ。

第 7 章

「学力」を伸ばす

才能を一気に開花させる最良の方法

「子どもたちが潜在的な能力を存分に発揮するには、
頭を働かせるだけでは充分でありません」

キャサリン・デイヴィス（ジョージア予防研究所・臨床心理士）

「ＰＩＳＡ」という略称で知られる国際学習到達度調査は、15歳の生徒を対象にした学力テストだ。この結果が、各国の子どもたちの学力を比較する資料として使われる。そしてスウェーデンの国民にとって、２０１３年12月に発表された結果は非常にショッキングなものとなった。

わが国の子どもたちは、上位を占めた韓国やシンガポール、香港に大きく水をあけられていた。それだけではない。ＯＥＣＤ加盟国の平均点も下まわり、北欧諸国のなかでは最下位だった。しかも調査の対象となる読解力、数学的応用力、科学的応用力の3分野ともに惨憺たる結果だった。だが、それよりも深刻な問題は、わが国の教育の進むべき方向が間違っていることだ。スウェーデンの順位は前回に比べて、どの国よりも落ち込んでいたのだ。

現状を逆転させるべく、教育関係者の間では活発な議論が交わされた。だが、そこで出された提案は、指導法やクラスの人数といったものがほとんどだった。

本当に目を向けるべきものは、そのようなものではない。**子どもの記憶力や学習能力を驚異的に伸ばす方法として科学の研究が立証したもの、つまり身体活動**にこそ着目すべきなのだ。スウェーデンにかぎらず、現代の子どもたちは決して充分に身体を動かしているとはいえないのである。

事実、子どもたちの学力に影響を与えるものは、教室で座って学ぶ内容ばかりではない。学童期や思春期の生徒が運動をすると学習能力が向上することは、科学がはっきりと証明している。

学校での体育の時間は、サッカー場や体育館で行われるスポーツよりもはるかに意義がある。それはチームの優勝や、スポーツの技能を上達させることではない。数学や国語の学習内容が、すんなり頭に入るための土台づくりになるのだ。

学力と運動の絶対的な関係

運動が子どもたちの基礎的な学力――いわゆる「読み・書き・計算」の力を伸ばすことがはっきりと立証された場所は、アメリカのアイビーリーグの名門大学ではなく、スウェーデン南部スコーネ地方のブンケフロという町の小学校だった。

調査の対象となった2つの小学校では、時間割に体育が毎日組み入れられた。また比較のため、通常どおり体育を週に2回行うクラスも設けられた。

体育の授業の回数以外、条件はすべて同じだった。居住区も学校も授業内容も、みな同じだ。結果はどうだっただろうか。

まず、毎日体育の授業を受けた生徒は、週に2回の生徒よりも体育の成績がよかった。これは当たり前の結果だ。予想外だったのは、この生徒たちが特別な指導を受けたわけでもないのに、**算数や国語、英語でもよい成績を取った**ことである。しかも、その効果は何年も続いた。

　ただ体育の授業を増やしただけで、生徒のほとんどが優秀な成績で学校を卒業したのである。また、この効果は、男子生徒に目立って現れた。学校の成績はたいてい女子が男子を上まわるものだが、体育が毎日行われたクラスでは、男女差はまったく見られなかった。このような目覚ましい結果をもたらした学習メソッドはそれまでなかった。

「体力」が知力を決める

　運動と学力の関係が明らかになったのは、スコーネだけではない。アメリカの研究チームも、小学校3年生と5年生、計250名を対象にした調査を行い、同じ結果を得ている。科学者たちは生徒の体力を正確に把握するために、心肺機能、筋力、敏捷性を計測した。その結果、**体力のある生徒たちは、学業においてもすぐれている**ことがわかった。

　この調査においても、結果は明らかだった。体力のある生徒は、算数と読解の試験で高得点を取った。しかも体力的にすぐれていればいるほど、得点も高かった。

　ところが肥満気味の生徒には、別のパターンが見られた。**体重が重いほど、試験の得点も低かった**のだ。俗説では「太った子どもは頭がよく、わんぱくな子どもは頭が悪い」といわれるが、それが根拠のない偏見に過ぎないことが証明されたわけである。

各国調査から読み解く「頭がいい子になる条件」

1 スウェーデン・スコーネ地方の調査

毎日、体育の授業があった生徒の学力 ＞ 週2回だけ体育の授業があった生徒の学力

算数・英語・国語でとくに顕著!

2 アメリカの小学校3年生&5年生、250名の調査

体力のある生徒 ▶ 算数と読解のテストで高得点
肥満気味の生徒 ▶ 体重が重いほど、テストの点数が低い傾向が…

3 アメリカ・ネブラスカ州、約1万名の調査

体力的にすぐれた生徒 ▶ そうでない生徒より算数・英語の点数が高い
肥満児の成績 ▶ 標準体重の生徒と差はとくになし

この250名の生徒の結果だけで、あるいはスコーネの2校の結果だけで結論を下すのは気が早いだろうか。

アメリカのネブラスカ州では1万名に近い子どもたちを対象にして、これと同様の調査が行われている。ここでもやはり**体力的にすぐれた子どもは、体力のない子どもより、算数や英語の試験の得点が高かった。**

だが肥満――アメリカでは深刻な問題だ――の傾向にある子どもに、とくに差は見られなかった。肥満児の成績は、標準体重の生徒に比べてとくによくも悪くもなかったのである。

では、なぜ子どもが運動すると、数学や国語の学力が上がるのだろうか。

記憶力に関する章で述べたとおり、大人

が運動すると海馬（記憶の中枢で感情の制御もしている部位）が成長する。子どもでも、これと同じことが起きるようだ。

10歳児の脳をＭＲＩでスキャンしてみると、体力のある子どもは海馬が大きいことがわかった。つまり、子どもでも身体を鍛えれば、脳の重要な部位である海馬が大きくなるということだ。これは、体力のある子どもが記憶力のテストで高得点を取ったという調査結果とも一致する。つまり身体のコンディションが良好だと海馬が成長し、さらに子どもの記憶力をはじめとする学力が向上するのである。

この分野において、とくに興味深いことがある。それは、**試験の内容がもっと難しくなると、体力的にすぐれた子どもと体力のない子どもとの差がさらに開いた**ことだ。簡単な記憶力の試験では、両者の得点にそこまでの差はなかった。だが、難しい試験になると、体力的にすぐれた子どもが大差で上まわっていたのである。

「たった一度の運動」でいい

大人の脳がたちどころに運動に反応するように、子どもの場合でも運動すると、たちまち脳の働きがよくなって理解力が増す。**9歳児が20分運動すると、1回の活動で読解力が格段に上がった**というデータがある。たった一度の運動で、子どもの学力に変化があったのだ。

とはいえ、そのメカニズムはまだ詳しくは解明されていない。だが子どもが運動をした直後に、物事に集中できる時間が長くなることは立証されている。つまり、「運動によってどれだけ子どもの集中力が上がったか」が、学力向上の謎を解くカギだろう。

では、子どもの集中力を維持するには、最低どのくらい運動をすればいいのだろうか。それを探る調査が実際に行われている。結果は、まさに驚くべきものだった。

10代の子どもたちが12分ジョギングしただけで、「読解力」と「視覚的注意力」がどちらも向上したのである。そして、その効果は1時間近くも続いた。

それだけではなく、**たった4分**（これは目の錯覚ではないので、ご安心を）の運動を一度するだけでも集中力と注意力が改善され、10歳の子どもが気を散らすことなく物事に取り組めることも立証された。

運動で高まる能力は、注意力や記憶力だけにとどまらない。今の時点では、**4歳から18歳までの子どもが運動すると、ほぼすべての認知機能が高まる**ことがわかっている。複数の作業を並行して行うことや、ワーキングメモリー、集中力、決断力――こういった能力がすべて向上するのである。

これが学校なら、算数、読解、問題解決の能力に関する科目の成績が伸びることが目に見えてわかるだろう。

学力優秀国・フィンランドの「歩数」調査

子どもが運動から得る恩恵は、成績が上がることだけではない。**ストレスにも強くなれる。**

フィンランドでは、小学2年生258名を対象にして、こんな調査が行われた。子どもはストレスの多い状況にどう反応するか、ストレスに対する抵抗力と活動量には何らかの関係性があるのか、というものだ。

とはいえ、9歳児が自分の活動量を正確に答えられるはずもないので、研究チームは子どもたちに歩数計をつけるように指示した。そしてストレスに対する抵抗力は、疑似的にストレスを与える方法によって測られた。具体的にいうと、大人でも大きなストレスを感じる状況――時間制限を設けて計算させたり、ほかの子どもたちの前でプレゼンテーションさせたりしたのである。

結果を見るかぎり、ストレスに対する抵抗力と活動量の間に関係があることは間違いなかった。**毎日たくさん歩いた子どもは、あまり歩かなかった子どもに比べてストレスを感じにくく、精神状態も安定**していたのである。

それだけではない。高いストレスとなる時間制限つきの計算やプレゼンテーションを終えた子どものコルチゾール（ストレスホルモン）の濃度を測ると、よく歩いた子どもは、あまり歩かなかった子どもに比べて低かった。

この結果は活発に身体を動かす子どもがストレスに強いことを、明確に裏づけている。また、ストレスが学習によい影響をおよぼしそうにないことからも、運動が学力向上の一助になることはおわかりいただけるだろう。

どうやって運動させるのがベスト？

もし、あなたが子を持つ親であり、その子が体育やスポーツにまったく興味を示さずパソコンにかじりついてばかりいるとしたら、今あなたがどんな気持ちでいるかはよくわかる。このような研究の結果を知って、さぞかし自責の念に駆られていることだろう。そんな子どもたちに、いったいどうやって運動をさせればいいのだろうか。

まずは、楽しいと思えるような活動を本人に選ばせてみてはどうだろう。

アメリカの研究チームは、次のような試みを行っている。スポーツをまったくせず、自由時間には座ってばかりいる肥満気味の小学生たちを集めて、放課後に運動させたのである。子どもたちが参加しやすいように、研究者は好きな運動を自由に選ばせた。ランニングを選ぶ子ども、縄跳びを選ぶ子ども、またボール遊びを選ぶ子どももいた。

その結果、特別な勉強は一切していないのに、みな一様に**算数の試験の得点が上がっていた**。また活動量が増えれば増えるほど、試験の得点も高くなった。じつは、たった20分でこのような効果があったのだが、とりわけ試験の得点が大幅に上がった子どもたちは40分以上、息がかなり切れる運動――心拍数が1分間で最大150回まで上がる運動をしていた。

効果が現れたのは、算数の成績だけではない。学校では直接教わらないが「長きにわたって人生に利益をもたらす能力」にも変化があった。

研究チームは、スポーツが嫌いで、いつも周囲からもっと運動するように言われていた肥満気味の子どもたちの脳をMRIでスキャンした。すると前頭前皮質（額のうしろにあり、抽象的思考や集中力、計画立案などの能力をつかさどる領域）が活発化していたのである。

子どもの能力を伸ばすのは、机に向かって勉強することよりも、身体を動かすことなのだ。

この成果を、研究チームは次のようにまとめている。

「子どもが潜在的な能力を存分に発揮するには、身体を活発に動かさなくてはならない」

学力を上げるのは「心拍数」だった

こういった調査の結果を総合的に見れば、運動が短期的にも長期的にも、子どもの脳に多大な影響をおよぼすことは明らかである。たった一度の運動で集中力が高まり、それを維持することができて、読解力も向上する。

効果は1時間から数時間続いたのち、少しずつ薄れていく。だが大人と同じように、運動を定期的に数か月続けると（要は習慣にしてしまえば）、効果は増大して長続きする。

ここで念を押すが、どのような運動を選ぶかは大人と同じく大した問題ではない。ランニング、遊び、テニスやサッカーの試合——どんなものでも同じように効果があると考えられている。ポイントは**「心拍数を増やすこと」**。だが何より大切なのは、何をして身体を動かすかではなく、とにかく身体を動かすことだ。

脳の成長という観点から、運動を積極的にさせたほうがよい年齢はあるのだろうか。まだ詳しくわかっていないが、多くの研究データによれば、**小学校に通う学童期が最も運動の恩恵を得られる**ようだ。

〝頭がよくなる〟は「どこ」が「どうなる」ことか

科学は、運動によって大人の脳の機能が向上することを立証し、また、子どもの脳でも同様の変化が起きることも証明した。そしてさらに、「学習脳」の仕組みも明らかにしている。

最新脳科学で効率よく、一気に賢くなる

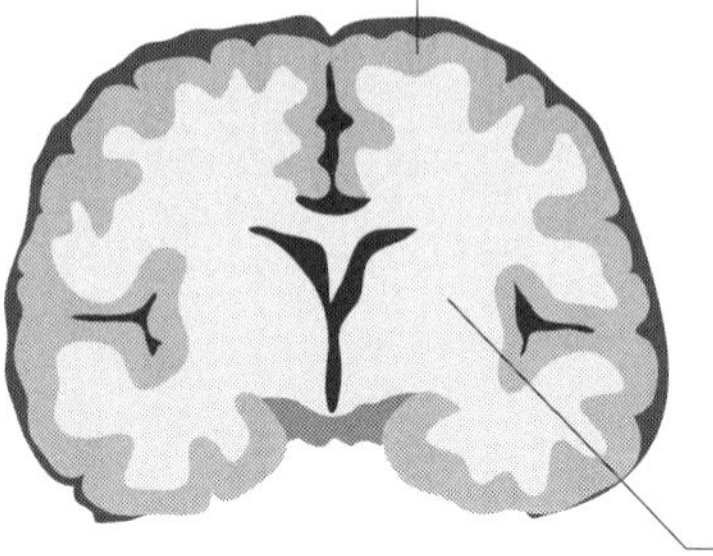

灰白質（外側）

「情報の選別」や「記憶の処理」など脳の複雑な営みを担当。**脳のエネルギー消費の9割を占める。**

どちらも運動で鍛えられる！

白質（内側）

情報を各領域に伝える役割を担う。脳の約60%が白質。

白質の左側が「数学的な能力」を担っていることも判明した

脳は、主に**「灰白質」**と**「白質」**に分けられる。

「灰白質」は外側の層で、大脳皮質ともいわれる。厚さは数ミリほどで、実際は灰色というより、ややピンクがかった淡い色をしている。これは、血液を供給する血管があるためだ。

脳のとてつもなく複雑な営みの舞台こそが、この灰白質。情報の選別や記憶の保管は、この場所が行っている。

そういった「魔法」が繰り広げられることを思えば、灰白質が相当なエネルギーを消費することもうなずける。何しろ灰白質は、脳内で占める容積の割合は40%ほどでありながら、**脳全体が必要とするエネルギーの90%**を消費しているのである。

いっぽう「白質」は、灰白質の内側に層をなしている。あらゆる情報は、ここから各領域に伝えられる。

白質は、神経細胞から伸びる「軸索」という長い線維が集まってできている。神経細胞は、この軸索を使って情報を伝え合っている。いうなれば灰白質がコンピュータで、白質はいくつものコンピュータ同士をつないでシグナルを伝えるケーブルといったところだろうか。この軸索は、「ミエリン」という物質（ケーブルのカバーだと思ってほしい）で何重にも取り巻かれている。ミエリンは絶縁体として電気信号がショートするのを防ぎ、情報が混ざり合うことなくスムーズに細胞に伝わるように助けている。

灰白質と白質のどちらが欠けても、私たちの身体は正常に機能しない。灰白質が主要な仕事を一手に引き受けていることは確かだが、もし軸索が適切にシグナルを伝えられなければ、脳は正常に機能しないのだ。この関係は、非常に筋が通っている。コンピュータの電子回路がすべて正しくつながっていなければ作動しないことと同じである。

「理系科目」を伸ばす

それでは、運動をした子どもの脳でとくに変化が見られたのは灰白質だろうか、それとも白質だろうか。じつは、**どちらにも変化が見られた**のである。

科学者たちが最初に気づいたのは、海馬の灰白質が成長していることだった。海馬は灰白質の一部である。とはいえ白質も、やはり運動やトレーニングによって強化される。子どもたちが運動を定期的に行った場合、白質にも変化が見られたのだ。灰白質と同じく、白質も組織が密集して厚みを増していた。つまり機能性がより高まったということだ。

白質が複数のコンピュータをつなぐケーブルだとすれば、子どもたちの脳内のデータ転送を行うケーブルの働きが運動によって強化されたということになる。つまり、情報が領域から領域へと効率よく伝わるようになり、脳全体の働きがよくなったのだ。

認知機能が灰白質で処理されていることは確かだが、白質も決して無関係ではない。白質は、とりわけ子どもたちの学力に関わっていると考えられている。

小学校に通う子どもたちの脳をＤＴＩという最先端の医療機器でスキャンした結果、**脳の左側の白質が「数学的な能力」に関わっている**ことがわかった。算数を含む学力が上がった理由が、運動で白質の働きが強化されたためだとは断定はできないものの、それを信じるだけの根拠は充分にある。

興味深いことに、運動が白質におよぼす影響、つまり脳のケーブルの働きが強化されるという効果は、決して子どもにかぎらない。**運動やトレーニングをすると、年齢を問わず白質**

の機能が強化されるという。とりわけ大人の脳の白質と運動量は、かなり関係があると考えられている。

だが、白質の機能を高めるために、激しい運動をする必要はない。座ってばかりいないで、毎日をできるだけ活動的に過ごす。これだけでも、かなりの効果がある。長距離マラソンをする必要はここでもないのである。

どんなやり方なら「もっと早く」点数が上がる?

スウェーデンではいまや、オフィスで立ち机を使うことが流行のようになっている。立って仕事をする人のほとんどは、仕事をしながらでもカロリーを消費できるという理由で立ち机を使っているだろう。実際に、座っているときよりも立っているときのほうが、エネルギーの消費量は2倍近く(!)に増える。だがじつは、カロリーの消費など比べものにならないほど、すばらしい効果が脳にもたらされるのである。

学校でも職場でも、**立って作業をすると脳が効率よく働く**のだ。

ある研究チームが、7年生を対象に、認知機能を測る各種のテストによって子どもの学力調査を行った。

それによると、**教室で子どもたちが立ち机を使うようになってから、集中力やワーキング**

メモリー、認知制御（120ページ参照）の能力が増したという。この認知機能のテストでは、読解力や記憶力、段階を経て問題を解決する力など、学力にそのまま反映する能力を調べることができる。そして立ち机を導入する前と後では、このテストの結果にかなりの差があった。立ち机を使うと、テストの結果が**平均で10％も上がっていた**のである。

もちろん科学者たちは、このような認知テストの結果だけでは満足しない。彼らは、生徒たちの脳をMRIでスキャンすることも忘れていなかった（もう、こういった調査の手順はおわかりだろう。最初に能力を測るテストをしてから、MRIで脳をスキャンする）。結果は、ご想像のとおり。立って授業を受けた子どもたちの前頭葉が活発化していたのである。そこはワーキングメモリーや集中力にとって重要な部位だ。

つまり、**立って授業を受けた子どもたちにも、ウォーキングやランニングなどの運動をした大人や子どもと同じ効果が見られた**ということだ。前頭葉が活発化して、ワーキングメモリーの能力と集中力が高まったのである。

結論はいうまでもないだろう。立ったほうが思考力は高くなる。立って授業を受けた子どもは集中力が増し、勉強の内容も頭に入りやすくなるのだ。家庭学習などで早速取り入れてみてはいかがだろう。

ＩＱを高める

運動によって大人でも子どもでも脳を劇的に変えられることがわかってきたのは、ここ数年のことだ。運動をすれば心が落ち着き、ストレスにも強くなる。そして記憶力や創造性、集中力といった認知機能も高まる。この認知機能を総合したものが、「知性」である。

認知機能が運動によって高まるのなら、**ＩＱ（知能指数）**も同じように上がると考えていいはずだ。だが、本当だろうか。運動をすれば頭もよくなるのだろうか。もしそうであれば、まさに夢のような話である。

運動をすると頭がよくなるのか——科学者たちは１９６０年代に、すでにこの問いに答えを求めているが、それを証明することはきわめて困難だった。彼らの前に「ニワトリが先か卵が先か」問題が立ちはだかったのである。たとえ体力的にすぐれた被験者が高い知能を備えていることがわかっても、それが運動によるものか、あるいは、もともと知能の高い者が単によく運動をしていただけなのかは判断できなかったのだ。

だがのちに、この問題は、スウェーデンの１２０万人を超える男性から得たデータによって解決される。

2010年まで、スウェーデンでは18歳の男子全員に軍の入隊検査を受けることが義務づけられていた。

入隊検査では、1日かけて様々なテストが行われた。たとえば体力を測るために使われたのは、抵抗が徐々に強くなるフィットネスバイクのペダルを限界までこぐテストだった。私自身も経験しているが、バイクを降りたときにはほとんど立っていられないくらい、かなり体力を消耗するものだったのを覚えている。続いて筋力テストが行われる。そのあとには、心理テストがあった。そして、最後に知能検査が行われる。

26年以上にわたって、120万人以上の18歳の男子が、このテストを受けた。そして、最近になって結果がまとめられ、その資料により、非常にはっきりとした相互関係が明らかになった。身体のコンディションの良好な、または体力のある若者は、おおむね知能もすぐれていたのだ。

つまり、**体力テストの結果がよかった新兵は、そうでない新兵よりも知能指数が高かったのである。**

「持久力」がIQを磨く

とはいえ、その若者たちは、運動で身体を鍛えていたために知能が高かったのだろうか。それとも、たまたま高い知性の若者が、ほかの若者たちより運動をしていただけなのか。この問題を解決するため、研究チームは一卵性双生児のデータに着目した。

知能指数を最も説明できる要素があるとすれば、それは両親の知能指数だ。知能は遺伝性が高いことで知られている。

一卵性双生児はそっくり同じ遺伝子を持ち、たいていは同じ家庭で育つ。そのため一卵性双生児が知能検査を受ければ、知能指数にはほとんど差が出ない。

この一卵性双生児が、新兵およそ１００万人のうち１４３２組いた。そのなかには片方が体力的にすぐれ、もう片方は体力的に劣る双子もいた。それでも一卵性双生児なので知能指数に差はないと思いきや、予想は裏切られた。

一組の双子で体力的にすぐれているほうは、体力が劣る兄弟よりも、おしなべて知能指数が高かった。となれば一卵性双生児でも、体力の違いで知能検査の結果に差が出るということだ。

総合的に見れば、あらゆるデータは同じ結論に行きつく。運動をすれば頭がよくなるのだ。だが、**知能指数の高さと相関性があったのは持久力のみで、筋力とは無関係**だった。筋力テストの結果だけがよかった新兵は、知能検査ではよい結果を出さなかったのだ。

知能検査で測れる能力は、いくつかに分類できる。たとえば「言語の理解力」「数学的思考」「論理的思考」「3次元的な図形の認識」などだ。そして、こういった能力のすべてが体力と関わっていることが判明した。とりわけ相関性が強いのは、「論理的思考力」と「言語の理解力」だった。

「論理的思考」と「言語の理解力」にとくに関わっている部位は、2つあることがわかっている。海馬と前頭葉だ。この2か所は運動の効果が最も出る部位だが、それは運動で論理的思考力と言語理解力の2つが大きく向上することと、「論理的にも」一致する。

勉強だけしても「高学歴」「高収入」は望めない

運動と知性の関係を研究していた科学者にとって、入隊者のデータはまさに宝の山だった。たとえば18歳のときに体力に恵まれていた若者は、その後何十年にもわたってその恩恵をこうむっている。**高い学歴を経て、（40歳前後の時点で）報酬に恵まれたよい仕事に就いているこ**とがわかったのである。

また、うつ状態になる率も低かった。記録では未遂も含めて自殺者が少なかったため、臨床的なうつ病の発生率も低いと思われた。

精神疾患を患った者がいないこと以外にも、脳が様々な恩恵を受けていることは明白だった。18歳のときに体力に恵まれていた若者は、**てんかんや認知症を発症するリスクも少なか**

った。

そういったメリットのすべてが、18歳のときに身体が鍛えられていたからだというつもりはない。ただいえるのは、おそらく18歳のときに身体が鍛えられていれば、30歳や40歳になっても脳も身体も健康である可能性が高いのだろう。

親が絶対に今すぐ「やったほうがいい」こと

私はこれまで、おびただしい数の研究論文を読んできたが、当初はこのようなテーマを扱う研究に出くわすたびに、拒否反応を起こしていた気がする。その内容を、真に受けようとしなかったのである。たとえば子どもが毎日15分遊べば、読書や勉強をしなくても読解力や計算力が上がるなどという話を知ると、あまりにもできすぎだと感じたものだ。

あなたも同じ思いを抱いているのなら、ぜひこの章で読んだ内容をじっくり検討してほしい。そして、その意味をよく考えてほしい。すべて理解すれば、子どもが運動すると学力が上がるだけでなく脳全体の機能も向上するという、にわかに信じがたい話にも納得がいくはずだ。

身体をよく動かせば、ちょうど筋力トレーニングで筋肉が鍛えられるように、灰白質と白質の働きが強化される。したがって運動をすれば、子どもでも大人でも知能が高くなる。

嘘のような話だが、これは正真正銘の真実だ。だとすれば、今すぐ子どもたちに言おう。タブレット端末やスマートフォンを置いて、もっと身体を動かそう、と。わが子の頭がよくなることを願わない親などいないはずだ。

あなたは、この章で紹介した事実に面食らっただろうか。じつは、私もそうだった。あまりの驚きに何度か読み返し、自分が読み違いをしていないかどうか確かめもした。いったいなぜ、このことが一般的に知られていないのか。その理由は、運動がうつ病におよぼす効果の場合と同じく、やはりこの一言につきる。「お金」である。

もし薬やサプリメントに運動のような効果があれば、買う人はあとを絶たず、1人としてそれを知らぬ者はいなかったはずだ。子どもでも大人でも、運動をすれば脳にこんなにすばらしい効果がある。これを知らない人がいること自体、不思議であり残念なことだ。

薬やサプリメント、コンピュータゲーム、認知トレーニングとは違い、遊びやウォーキング、ランニングのような活動には費用がかからない。そして、どんなサプリメントもかなわない、たくさんのすばらしい効果が〝ついでに〟得られるのである。

IQを高めるプラン

脳に効果をおよぼすには、何より心拍数を上げることが重要だとされている。脈拍を1分間に150回前後まで上げることを目安にしよう。

肝心なのは、運動の強度だ。また、活動は必ずしも「運動」でなくていい。ただ身体を動かして遊ぶだけでも効果はある。大人と同様、重要な点は子どもたちが何をして身体を動かすかではなく、とにかく身体を動かすことだ。

最大の効果を得るためには、子どもたちが少なくとも30分、活動を続けることが望ましい。短い時間でも効果はある。12分間身体を動かしたことによって、学童期や思春期の子どもたちの読解力や集中力が増している。ジョギング程度の活動を、わずか4分するだけでも物事に集中しやすくなる。そのため学校の休憩時間には、ほんの数分でも外に出て遊ぶことが大切だ。

10～40分の運動をたった何度かしただけで、ワーキングメモリーや読解の能力が向上し、注意力も持続するのなら、やらない（あるいは、やらせない）手はないだろう。

Column

子どもに「外国語」を習わせるのは本当に得策？

第1章で書いた「刈り込み」――子どものころから脳細胞のつながりが消えていくという現象は、生涯にわたって影響をおよぼす。

たとえば、私の母国スウェーデンで生まれた子どもでも、日本語が飛び交う環境で育てば、なまりのない完璧な日本語を流暢に話すための「土壌」が備わる。だが大人になってから日本語を学んでも、なまりなく流暢に話すことは、たいていのスウェーデン人にとってほぼ不可能だ。どれほど練習を積んでも、日本で生まれ育った日本人が聞けば、必ずなまりに気づいてしまうだろう。

大人になってから外国語の発音を習得するのは至難の業である。なぜなら、その言葉を話すための「土壌」が失われているからだ。

聞いたことのない外国語の音は、それを発音するための脳内のつながりがじつは子どものころに消えはじめる。一度つながりが消えてしまうと、神経学的には、その言葉を発するための扉が生涯にわたって閉じられたことになる。

だから、語学習得の下地がまだ残っている子どものときこそ、外国語を発音まで含めて本当の意味でマスターする絶好の（というより、唯一の）チャンスなのである。

そういう意味で、子どもは誰でも「小さな言葉の天才」といえるだろう。

第 8 章

「健康」な頭脳

認知症、高血圧、高血糖……
あらゆる病と無縁な「長生き」の秘訣

「私は、よく身体を動かします。毎日、4時間は歩いたり、ジョギングやランニングをしたりして過ごします。そのおかげで、心と身体はいつも潑剌としています」

フォージャ・シン（1911年生まれ、世界最年長のフルマラソン完走者）

常日ごろ、私たちは**「加齢」**が脳にどのような影響を与えるのかを教えてくれる実例を山ほど目にしている。加齢の影響は、記憶力だけではない。思考も遅くなり、集中力やマルチタスキングの能力などの認知機能も衰える。

ではなぜ、このように若者と高齢者で、様々な能力に差が出るのだろうか。近年、脳の働きの研究によって、その理由が解明されはじめている。

「ストループテスト」と呼ばれる、色の名前がそれとは別の色で書かれたものを見て、その色のほうを答えるというテストがある。

たとえば「あお」という言葉が赤い色で書かれているとする。回答者は、即座にその色を答えなくてはいけない。この例でいうと、文字どおりに「あお」と読まず、「あか」と答えるのが正しい。

たいていは色名を読んでしまいそうになるが、それを抑えるには集中力と意思決定の能力が必要になる。このテスト課題に取り組んでいる被験者の脳を調べると、前頭葉の前の部分、つまり前頭前皮質が活動していることがわかる。これは驚くには当たらない。その部位は意思決定や集中力、衝動の制御をつかさどる場所だからだ。

高齢者がこの課題に取り組むと、正答率はたいてい若者よりも低くなる。色ではなく、つい文字を読んでしまうのだ。

興味深いのは、このテストを受けている最中の若者と高齢者の脳の機能の差異だ。

若い被験者がこの課題に取り組むと、前頭前皮質の一部しか使わず、たいていの場合は左脳のみが活動する。だが、70歳の被験者が課題に取り組んだとき、前頭前皮質が左右ともに、広い範囲で活動していた。おそらく高齢者がこの課題をこなすためには、脳がより多くの労力を必要とし、広い範囲を使わなければならないのだろう。屈強な若者は片手で椅子を持ち上げられても、力の弱い老人は両手を使わないと持ち上げられないのと同じ理屈である。


科学者は、この「脳の両側を使う」状態を、「HAROLD」（Hemispheric asymmetry reduction in older adults　高齢者における大脳半球の非対称性減少）と呼ぶ。

だが不思議なことに、**体力のある70歳の被験者には、この傾向が見られなかった。**

彼らが課題に取り組んだとき、前頭前皮質の活動範囲はさほど広くなく、しかも活動していたのは片側のみだったのである。若い被験者の場合と同じだ。

つまり健康な高齢者は、脳の片側しか使わずにストループテストの課題をこなせたのである。筋骨たくましい70歳が片手で椅子を持ち上げられるのと同じだ。

また正解率でも、体力のある高齢者はほかの70歳を上まわっていることがわかった。

「脳の老化」に歯止めをかける

この70歳を対象にしたHAROLDの研究も、**運動に脳の老化を食い止める絶大な力があることを示唆する**数多くの研究調査の一つに過ぎない。

前に述べたように、運動を習慣にしている人の海馬は萎縮せず、むしろ成長する。脳の司令塔である前頭葉も同じで、前頭葉も加齢とともに縮み、知的な能力が少しずつ損なわれていく。だが、これも運動によって食い止めることができる。

じつのところ**加齢による前頭葉の萎縮の進み具合は、カロリーの消費量と密接に関わっている。**よく動いてカロリーをきちんと消費する人は、加齢による前頭葉の萎縮の進行が遅くなるというのである。

脳が〝3歳〟若返る「20分」の使い道

前頭葉は「思考」の領域であり、高次認知機能をつかさどっている場所だ。運動をすればその部位の老化に歯止めがかかる。それに対し、あまりカロリーを消費しない人、つまり**座ってばかりいる人は、萎縮の進行が逆に早くなる。**

これは、ほんの少し走るぐらいでは抑えられない。何年も、いや何十年もかけてカロリーは消費しつづけなくてはならないのだ。歳を取ってから「たまに近所を軽くジョギングする」といった程度では、前頭葉の萎縮は食い止められないのである。

医学の研究を行うときは、誤った結論を避けるために、被験者の数はできるだけ多いほうが望ましい。ある研究では、およそ2万人もの70〜80歳の女性を対象にし、20年以上にわたって調査が行われた。

それによると定期的に運動している女性は、座っている時間が長い女性よりも、過去の出来事をよく覚えていたという。集中力や注意力も、運動をしている人のほうが上まわっていた。その差は一目瞭然で、**運動をしている女性は脳が機能的に3年分若かった**。つまり知的な能力が、生物学的におおむね3年若返っていたのである。

この場合も、やはり過酷な運動は必要ないとされ、毎日20分ほど歩くだけで充分だと考えられている。

あなたが他人より老けやすい確率は「33・3％」

認知能力がまったく損なわれていないことが、身体の機能が正常に働くためだけでなく、仕事をするうえでも欠かせない場合がある。

年齢を重ねるにつれて、集中力やマルチタスキングの能力、判断力は緩やかに衰えていくが、それは仕事が続けられなくなることにもつながる。そして、ここで例として取り上げる「航空機のパイロット」は、認知機能が完璧であることを常に要求される数少ない職業の一つといえよう。

スタンフォード大学の研究チームが、「パイロットの加齢による飛行技術の変化」を調べるため、フライトシミュレーターを使って144名のパイロットの技能を1年ごとにテストした。このテストによって、飛行中に想定される緊急事態——エンジンや着陸装置の故障、別の航空機が空域に迷い込んで衝突する恐れがある、などのあらゆる事態に直面したとき、彼らがどのように対処するかが観察され、その技能が見極められた。

調査を始めて数年が経つと、パイロットの技能が年々落ちていることがわかってきた。脳が老化することを考えれば当然である。ところがそのなかに、ほかのパイロットの2倍の速さで技能が低下している人たちがいた。そのパイロットたちの遺伝子を調べたところ、脳の肥料であるBDNFの遺伝子が数多く変異していた。また彼らは、この変異が見られないパイロットに比べて海馬の萎縮の進み具合も速かった。

この変異型の遺伝子は、144名のパイロットの3分の1に見られた。全人口に置き換えても、同じ割合でこの遺伝子を持つ人がいると考えられる。人類の3分の1が、これと同じ遺伝子を持っている可能性があるのだ。つまり**3人に1人が、脳の老化や海馬の萎縮を早め、**

知的能力の衰えを促す遺伝子を持っているかもしれないのである。

では、この遺伝子の影響を阻止する方法はあるのだろうか。残念ながら生まれ持った遺伝子そのものを変えることはできない。親から変異型の遺伝子を受け継げば、体内には確実にそれが存在する。だが運動することでBDNFを増やすことは可能であり、とくにインターバル・トレーニングのように負荷の大きい運動は効果があるといわれている。

この研究を指揮した科学者は、アメリカのメディアにインタビューで次のように述べている。「脳内のBDNFを確実に増やす、明確に立証された方法があります。それは運動です」。

運動をすれば、知性が衰えないためのコンディションを保つこともできる。**脳の老化も、知性の老化も食い止めることができる**のである。人類の3分の1が脳の老化を早める遺伝子を持っているならば、私たちはすぐにでも運動を始めるべきだろう。

健康な頭脳が「健康寿命」を長くする

認知能力は加齢によって衰えるが、その最たるものが「記憶力」だ。この場合の記憶力とは、カギを置いた場所を忘れてしまったり、昨日のニュースを思い出せなかったりするといった問題とは違う。あなたの行動を決める、もっと大きな意味での「記憶」だ。
つまり、あなたという人格は記憶によって形成されているのだ。靴下の色といった些細なことから、職業や住む場所の選択まで、**あなたが決めることはすべて、過去の経験から来ているの**である。

脳は、私たちのあらゆる状況を過去の出来事と照合している。私たちの人生は記憶によって紡がれ、もしそれが消えてしまえば、私たちは別人になってしまう。

認知症の人を見たことがあれば、この意味がわかるだろう。記憶する力がなくなるにつれ、その人はもはや以前の人格の影に過ぎなくなる。そのため、試験勉強で単語をたくさん暗記するよりも、**「記憶の力」そのもの**を強化することが重要になる。

運動が記憶力におよぼす影響を研究するのであれば、**「認知症」**という疾患を無視するわけにはいかない。スウェーデン国内には、認知症の患者が15万人から20万人いるといわれている。また世界では、**7秒に1人**の割合で新たに診断が下されているという。このままいけば2050年までに、患者は1億5000万人に増える計算になる。これは病気の症状と同様、心に重くのしかかるような数字だ。

この状況に対し、製薬会社は認知症の研究に莫大な資金を投入し、毎年、数十億ドルが、治療薬の開発に充てられている。だが残念なことに、開発は思うように進まず、それだけの額を投入しても、せいぜい症状を和らげる程度のものしかできていないのが現状だ。今の時点で、効力のある薬はまだ登場していないのである。

「認知症」の発症率が40％減った

いっぽう、科学者たちは製薬会社よりもはるかに少ない予算で、何か認知症を防げるものはないかと探っていた。あるとき、彼らは驚くべき事実を発見した。

数年ほど前に、**毎日、意識的に歩くと認知症の発症率を40％減らせる**ことを突きとめたのだ。まさに仰天するような数値である。この発表に、マスコミがあまり関心を寄せなかったことは、かえすがえすも残念だ。

仮にこれが薬なら、あっという間に世界中に広まって飛ぶように売れ、抗生物質の登場以来の革新的な発明としてもてはやされたに違いない。また、それを開発した研究者たちにはノーベル賞が贈られたことだろう。その薬の名を知らぬ者はおらず、大勢の人が自分や家族が認知症にならないように、われ先にと処方箋をもらいに走ったはずである。

ところが科学者が見つけたものは、そういった薬ではなく、ただ「歩く」という単純なものだった。しかもしっかり歩くのは毎日ではなく、**週に5日で充分**だという。

この重要な発見を見過ごしたのは、マスコミだけではない。医師も同じだった。多くの医者や科学者は、まったく違う研究に目を向けていた。たとえば、「認知症のなかで最も多いアルツハイマー型認知症の遺伝子を発見する」といった研究だ。

科学者にとっては確かに、遺伝子の研究は魅力的だ。そしてもちろん、アルツハイマー型認知症には遺伝的な要因もある。もし身内に認知症の患者がいれば、なおさらその方面の研究に精を出すだろう。

だが、じつはほとんどの場合、親から受け継いだ遺伝的要因は、身体をあまり動かさないという問題ほど重要ではない。認知症のことを本当に心配したほうがいいのは、祖父母や両親に認知症患者がいる人よりも、あまり身体を動かさない人のほうなのだ。それは科学の研究で、はっきりと証明されている。

だが、残念なことに多くの人は、たとえ家系に認知症の患者がいても運動に関心を示さない。どのみち認知症になるものとあきらめているのだ。これは非常に嘆かわしいことである。こういった人には、何をおいても身体を動かしてほしい。定期的に運動をすれば、たとえ認知症になる可能性が高くてもそれを回避することができ、それ以上の効果も得られるのだから。

認知症の一番の薬は、「歩くこと」なのだ。

「血圧」「血糖値」「体内の炎症」も改善する

では、なぜ歩くことが、認知症を防ぐための最適な方法になるのか。単純に考えれば、認知症を防ぐなら脚ではなく、脳を鍛えるべきだ。そのためのクロスワードパズルや数独、様々な脳トレのゲームが出まわっている（前述のとおり、効果は望めないが）。

ところが研究によって、**歩くことは毎日クロスワードパズルを解くよりはるかに効果があり、認知症を防ぐだけでなく、認知機能すべての衰えを防げる**ことが立証されている。

私たちが歩くとき、脳は決して休んではいない。それどころか、歩いたり走ったりすると、脳内では様々な領域が協調しながら活動しているのである。あらゆる視覚情報が同時に処理され、運動皮質は身体を動かすために広範囲で忙しく働いている。また自分のいる場所を認識するために、脳の広い領域が活動する。テニスの試合のような複雑な動作のときには、さらにたくさんの機能が活発に働く。これに対し、クロスワードパズルを解くときに使われる領域は、ほぼ言語中枢にかぎられる。

紙の前に座っているときよりも、動きまわっているときのほうが、脳の活動量はずっと大きいのである。

また、脳は頭蓋骨のなかで真空パックにされているわけではない。栄養分を豊富に含み、脳を保護し、老廃物も除去するという、じつに万能な液体に浸かっており、これが脳の働きに多大な影響をおよぼしている。この「浴槽」が脳に最適な環境を提供するには、まず血圧が安定していなくてはならない。

また、血中のブドウ糖や脂質のバランスも整っていなくてはならない。ガンの原因にもなるフリーラジカルの生成量や体内の炎症――体内では常に何らかの炎症が起きている――の数値も増えてはならない。

そして、今の科学では、**そういった問題も、身体をよく動かせばすべて改善する**ことがわかっている。つまり運動をすれば、脳の環境を最良の状態に保てるのだ。

身体と脳は、2つに分かれた別々の器官ではない。

まず、身体を動かすと、身体そのものにも多くの好ましい影響がおよぼされる。たとえば血糖値が安定し、フリーラジカルの増加が抑えられる。それが脳の働きを強化することにもつながるのだ。また心臓が丈夫になれば、脳に血液を、必要なエネルギーとともにたっぷりと送り込める。「健全な精神は健全な肉体に宿る」という格言は、いかに言い古されようとも真理なのである。

あらゆる「疾患リスク」を減らす最高の健康法はこれ！

では、認知症になるリスクを減らすためには、どのような運動をすればいいのだろうか。

研究では、**ウォーキングか軽いジョギングを週にトータルで150分、あるいは30分ずつ週に5回**行うのが望ましいとされている。**20分のランニングを週に3回**行っても、同じく効果がある。

また、ジムで筋肉を鍛えるよりは、歩いたり走ったりするほうがいい。筋力トレーニングと認知症の関連性については、まだ研究途中の段階であるため、結果が出るまでは、効果があると立証された方法にしたがおう。つまり歩く、もしくは走ることだ。

運動が記憶力に影響をおよぼすのは、認知症の場合にかぎらない。誰でも、年を取るにつれて記憶力は衰える。海馬が縮み、脳に流れる血液が減り、様々な領域同士の結合が弱くなるからだ。だが身体をよく動かせば、この進行を劇的に遅らせることができる。認知症であるなしにかかわらず、脳の老化に歯止めをかけ、記憶力を改善できるのだ。

「実年齢」「脳年齢」「身体年齢」はてんでバラバラ

2014年6月、カナダの花形アスリートのオルガ・コテルコが、34種目の世界記録と750回の優勝など、数々の華々しい経歴を残して95歳でこの世を去った。

この名前を聞いたことがないとしても無理はない。77歳になるまで、オルガは本格的な陸上競技のトレーニングを一度もしたことがなかったのだ。彼女のお気に入り競技は、走り幅跳びと100メートル短距離走で、90歳の誕生日を迎えたのちは、世界最高齢の走り幅跳びの選手になった。彼女と同年代が出場する大会において現役最後の数年間は、ライバルの数はかぎられ、競う相手が1人もいないこともよくあった。ただ出場するだけで優勝できたのである。

75歳を過ぎてからスポーツの訓練を始めたり、競技会に出場したりする人は、ほとんどいない。それまで本格的な競技会に出場したことがなければ、なおさら珍しい。研究チームがオルガの脳をMRIで調べさせてほしいと願いでたのも、それが理由だ。調査の目的は、オルガのような高齢者の脳でも運動の影響を受けるのか、そして受けるのであればどのような影響かを探ることだった。

オルガはMRIによる検査を快諾した。また比較のために、ごく普通の90歳の生活を送る、オルガと同年代の被験者たちの協力も要請した。ごく普通の90歳とは、普段ほとんど身体を動かさない、陸上競技大会に出場しようなどとは夢にも思わない人たちである。

MRIによるスキャンの結果、**オルガの脳は、ほかの被験者たちよりも健康で海馬も大きく、白質もきれい**であることがわかった。だが、違いがあったのはMRI画像だけではない。記憶力の面でも、同年代の被験者より格段にすぐれていたのである。

運動を熱心に続けたオルガの姿は、まさに科学者たちのいう、脳と身体の「サクセスフル・エイジング（幸福に老いること）」そのものだ。

脳の観点でいえば、オルガ・コテルコは運動を始めるのに決して遅すぎることはないことを、身をもって証明してくれた。いくつで運動を始めようと、脳は強化できる。たとえ世界記録を打ち破らなくても、優勝メダルを獲得しなくても。

長寿地域「ブルーゾーン」の小さな努力

世界には、オルガ・コテルコと同年代、あるいはもっと年上の世代の人口が非常に多く、彼女と同様に認知症とは無縁の地域がいくつかある。

この謎に満ちた、世界でも類を見ない地域は「ブルーゾーン」（幸福かつ健康に長く生きられる地域として、人口統計学者のミシェル・プーランとジョバンニ・ペスが名づけた）という名で呼ばれている。ブルーゾーンは、イタリアのサルデーニャ、日本の沖縄、コスタリカ、そしてスウェーデンのスモーランド地方にあるという。

では、その秘密は何か？　なぜ、たくさんの人が100歳まで生きられて、しかも認知症にならないのか。これらの場所の共通点を見つけようとした研究チームは、おもしろいことに気がついた。

まず、ブルーゾーンはどれも大都市ではなく、小さなコミュニティか離島だということである。住民たちは強い絆で結ばれ、何世代かが同居していることも珍しくない。1人で暮らす人はほとんどいないのだ。また飽食はせず、栄養不足にならない程度に低カロリーの、質素な食事をしている。

そのほかの共通点として、**ブルーゾーンの住民は非常によく身体を動かしている。**といっても厳しいトレーニングをしているわけではなく、ごく日常的な活動によって動かしているのだ。

科学では、この地域で暮らす人々が長寿で認知症にならない理由は、まだ解明されていない。おそらく複数の要因がからみ合っているのだろう。興味深いことに、科学的見地では教育水準が高いほうが認知症になる率は少ないといわれているが、ブルーゾーンは概して高等教育を受けた人が少ない。やはり、身体を動かすことが長寿と健康につながっていると考えるのが自然だろう。

また、住民たちがとくに運動らしい運動もせずに、その効果——つまり、長寿で認知症にならない生活を楽しんでいることも注目に値する。**日常の範囲で身体を動かすことが、病気を寄せつけない秘訣**なのだ。毎日歩く、いつも階段を使う、目的地の一つか2つ手前のバス停で降りる、といった小さなことの積み重ねがもたらした結果だろう。

脳の老化に抗うプラン

あらゆる活動に効果がある。脳の老化に立ち向かうには、一歩一歩の積み重ねが大切だ。脳の老化を予防するなら、毎日か、少なくとも週に5回、20〜30分歩こう。または週に3回、20分ランニングをしよう。それと同等の運動強度であれば、水泳やサイクリングでもよい。

筋力トレーニングは身体機能を維持するのに役立つが、脳の老化を食い止める効果についてはまだわかっていない。効果が証明されるまでは、有酸素運動をお勧めする。

第 9 章

超・一流の頭脳

あなたを劇的に変える「脳の機密情報」

「進化の概念に照らさずして、生物学を語ることなどできやしない」

テオドシウス・ドブジャンスキー（進化生物学者）

本書をここまで読んで、身体活動には集中力が増す、気持ちが晴れやかになる、不安やストレスが減る、記憶力が向上する、創造性が増す、知能が高まる、といった多くのメリットがあることをご理解いただけたと思う。どういうメカニズムで、走ることが脳のアップグレードにつながるのか——こうした研究成果を知ると、科学の世界には私たちの知らない秘密がまだまだ隠されていることに、あらためて気づかされる。

しかし、私が何より好奇心をかき立てられるのは、脳が身体活動によって恩恵を受けるという事実よりも、なぜ恩恵があるのか、という点である。

車を調子よく走らせたければ、車の構造を知っていなくてはならない。脳に関しても同じで、脳の機能を高めたければ、まずはその機能について知っておくべきだろう。とはいえ、別に神経科学者や精神科医になる必要はない。

この章でお伝えすることは、あなたが医学部生で来週にも脳に関する試験を受けるのでもないかぎり、実生活にすぐに役立つものではない。完全なる読み物、知識の話だ。とはいえ、**「一流の頭脳」プログラムを遂行するうえでは推進力となってくれる知恵**でもある。

そのため、本書の構成では最後に持ってきた。

脳を理解する一番の近道は、それがどのような経緯で発達してきたのかを知ることだ。そのために、まずは時代をさかのぼって、脳の歴史をたどることにしよう。

一番はじめから見てみよう。1970年代にエチオピアで人骨が発見されて「ルーシー」と名づけられたが、それを現存するなかで最も古い人類の祖先だとする学者は多い。ルーシーはおよそ320万年前の猿人で、脳の容積は0・5リットル。現代人の脳の容積の平均1・3リットルの3分の1強である。

ルーシーのいた時代からテープを早送りして100万年進むと、ホモ・エレクトスという原人がいる。ホモ・エレクトスは胴体と脚を直立させた状態で二足歩行をし、進化や脳という点ではルーシーよりも一つ先の種にあたる。脳の容積は1リットル弱に増え、習性も変化した。ホモ・エレクトスは火をおこし、道具や武器、衣服もこしらえることができたのだ。

知的体力に差がつく「世界最古の知識」

脳が急激に成長を始めたのは、わずか100万年ほど前だ。タンパク質の摂取量が増えて、栄養状態がよくなったからだろう。

そして、たったの10万年前に、私たちの祖先の思考能力は飛躍的に進歩し——この時期は一般的に「認知革命」と呼ばれる——これがヒトという種を大きく変えた。歴史的に見れば、東アフリカの片隅に生息する、ほかの多くの生物の一つに過ぎなかった種族が、きわめて短期間のうちに地球上のあらゆる地域に散らばり、ライバルを蹴落として食物連鎖の頂点に上りつめ、ついには地球を支配するにいたったのである。

そこにいたるまでに蹴落としたライバルは6種（私たちとは異なる種が、少なくとも6種いたのである）。そして現在生き残っているのは、私たち「ホモ・サピエンス」のみだ。この勝因は何だったのだろう。

まだ完全にはわかっていないが、脳が大きく成長したことだけが理由ではないようだ。事実、サピエンスが打ち負かした6つの種のうちの一つ、ネアンデルタール人の脳はサピエンスよりも大きかった。

勝因として考えられることは、**脳の外層である大脳皮質の違い**だ。

6つの層で成り立っている大脳皮質は、発達した認知機能をつかさどる領域だ。つまり数学的思考、論理的思考、言語的思考、創造的思考がここで行われている。想像を絶するほどの精緻な営みが、この場所で繰り広げられているのだ。アメリカの天文学者、カール・セーガンの「文明は大脳皮質の産物である」という言葉は、じつに的を射ているといえよう。

大脳皮質、とくに前頭葉の前の部分（前頭前皮質）が大きく複雑になることは、能力が向上して、物事に対する適応力が増すことを意味している。

これは生存という点では、きわめて有利だ。狩りの腕が上がり、敵から身を守る技術が向上し、記憶力がよくなり、仲間と協力して物事に取り組めるようになるからだ。そのおかげで、タンパク質やビタミンの摂取量がさらに増えて栄養状態がよくなり、大脳皮質はますます発達する。そして一層知能が高くなり、生存や食料調達の技術も磨かれていく。そうやって進化を遂げてきたのだ。

現代の私たちの脳が、まるで長いソーセージをぎっしり詰め込んだように見えるのは、ひとえに大脳皮質の表面積を広げるためである。仮に脳がビリヤードボールのようにつるりとなめらかであれば、大脳皮質の表面積は少なくなり、かぎりなく原始的な脳になるだろう。

あなたが「サル化」しないある条件

ヒトの脳の大きさは、最も近い種であるチンパンジーの脳の約3倍だ。チンパンジーの脳は、600万年前に私たちと枝分かれして以来「足踏み状態」にあるようだ。つまりチンパンジーと枝分かれして以来、ヒトの脳は3倍も大きくなったのである。また大脳皮質、とくに前頭葉とその前部分、前頭前皮質は、ほかの動物と比べて極端に大きい。

では、私たちの祖先の脳が、このように大型化して大脳皮質がどんどん複雑になり、ほかの種をしのぐほどの知性を身につけたのはなぜだろうか。科学者の多くが、その答えは「遺伝子にある」と考えている。

２０１５年、マックス・プランク研究所の研究チームは、ある遺伝子に関する論文を発表した。この論文によれば、その遺伝子はサバンナで獲物を仕留めるよりも、この本を読むために役に立つもののようである。

遺伝子にはたいてい難しい名前がつけられるもので、この遺伝子は「ARHGAP11B」と呼ばれている。これは人間だけにあって、ヒトに最も近いチンパンジーにはない。おもしろいことに、この遺伝子はまったくの偶然によって現れたらしいのである。

遠い祖先の時代に、遺伝子が複製される段階で何らかのミスが生じ、完全に同じものではなく一部が欠けたものが複製されてしまったという。この不完全な遺伝子がＡＲＨＧＡＰ11Ｂであり、まさにこれが、人類の大脳皮質の発達を促した。

この幸運なアクシデントに見舞われた祖先たちは、その影響で大脳皮質がわずかに大きくなり、そのおかげで認知機能が発達し、このわずかな差が生存という点で有利に働いた。そしてこの遺伝子は子孫へと受け継がれ、その子孫たちの大脳皮質もいくらか大きくなった。このようにして、大脳皮質は人類の歴史とともに成長しつづけたのである。

私たちは、知性を授かったことに感謝すべきなのかもしれない。もし複製が失敗せず、ＡＲＨＧＡＰ11Ｂが生まれなければ、人類は月に行けず、相対性理論も発見されず、システィナ礼拝堂のフレスコ画も描かれず、今でもサバンナをうろついているかもしれないのだから。

ところで、脳が大きくなったのはこの遺伝子のおかげだと、なぜいいきれるのだろうか。私たちの遺伝物質、いわゆるヒトゲノムには約2万3000個もの遺伝子がある。当然、ARHGAP11Bのほかにも候補となる遺伝子はあるはずだ。となれば、100％ARHGAP11Bのおかげだとはいいきれない。

だが、研究チームがマウスの脳にARHGAP11Bを導入したとき、まさにこれが人類を飛躍的に進化させた張本人だと決定づけるような変化が起きた。

マウスは身体の大きさに比べて大脳皮質が小さく、表層には皺がない。だが、この遺伝子を導入されたマウスたちの脳に、ある異変が見つかった。**脳が成長して大きくなり、それどころか大脳皮質に皺ができたマウスさえいた**という。つまり、私たちの脳の形状に近くなっていたのだ。

脳に「もっとも重要な仕事」をさせる

基本的には、**移動する生物だけに脳がある**。植物は移動しないため、脳はない。

初めてこの世に脳細胞が出現したのはおよそ6億年前で、主な機能は原始的な生物の動きを制御することだったと考えられている。

つまり、**地球上に初めて現れた脳細胞の最も大切な仕事はその生物を移動させること**だったのである。そのころの脳細胞は、「集中力を発揮する」といったような複雑な仕事ではなく、もっと単純で本能的な仕事のために働いていた。栄養分を摂り入れるために、その生物をほうぼうに移動させていたのである。

人類も同じだ。最も大切な脳の仕事は「動きの制御」だったと考えられ、今の時代でもそれは変わっていない。そう考えれば、もし身体を動かさなかったら、脳が影響を受けないはずはない。脳なくして身体は動かせない。そして**身体を動かさなければ、そのためにできている脳も機能できない**のである。

「移動距離」と脳の大きさは比例する

人間の脳は、身体の大きさに比べて大きい。容積は約1・3リットルから1・4リットルある。いっぽう、60キログラムの哺乳動物の脳の容積は、平均で0・2リットルだ。要するに、**私たちの脳の容積はほかの動物のおよそ6倍**もあるのだ。

ある研究チームが様々な動物の脳の容積を調べてみたところ、おもしろい相互関係が見つかった。高い持久力を有する動物、つまり**遠くまで走ることができる動物の脳は大きい**ことがわかったのだ。人間と同じく持久力のあるラットやイヌも、体重に比べて脳が大きい。

これは、おそらく運動によって生成されるBDNFが脳を成長させ、脳細胞の新生を加速させた結果だと思われる。

私たちの祖先のなかで最もよく活動した者が、食料を豊富に調達して絶滅から逃れ、遺伝子を残すことができた。そして、活発に動くとBDNFが大量に生成されるため、脳が大きくなる。彼らの子どもは生まれながらに少し脳が大きく、そのなかでもとくに活動的な者のみが生き残った。ここでも、BDNFのおかげでさらに脳が大きくなったのだ。

こうして脳は、身体活動によって進化し、発達してきたのである。身体を活発に動かしていたことは、私たちが知性を手に入れた大きな要因といえるだろう。

「頭脳クライシス」を脱出する

ここ数年の科学技術の進歩により、私たちはパソコンやスマートフォンを眺めて過ごす時間が増え、そのいっぽうで身体を動かす機会は大幅に減った。この傾向は憂慮すべきものだが、過去の時代を振り返れば、じつにおもしろい事実に行き当たる。

およそ1万年前、私たちの祖先は何百万年と営んできた狩猟採集生活をやめて農耕生活に転じた。住居を持たずに移動を続け、食料を得るために狩りをして動きまわる生活が、1か所に定住する生活に変わったのだ。もちろん農民でも1日中座っているわけにはいかないが、狩猟時代ほどに動きまわることは少なくなったはずだ。

そういった転換期を迎えて身体を動かさなくなったとはいえ、ここ200年の生活習慣の変わりようを思えば、それはごくごく小さな変化に過ぎない。わずか200年で世の中は農耕社会から工業化社会に変わり、それがデジタル化社会に取って代わられ、今では原野で身体を動かして食料を調達する必要はなくなった。

もはや、人類史の大半を通して日課だった「狩り」という仕事に煩わされる必要はなく、それを首尾よく成功させるために身体を動かす必要もなくなった。食料はすべてスーパーマーケットで買うことができ、わざわざ動かなくてもインターネットで注文すれば玄関先まで配達してもらえる時代になったのである。

「50%減った歩行距離」をどう補うか

こういった変化によって、私たちが身体を動かす機会は大幅に減った。現代において活動的な人でも、200年前の人間の平均的な活動レベルに比べれば、その度合ははるかに低いはずだ。では、私たちはいったいどれだけ動かなくなったのだろうか。

それを正確に測ることは困難だ。祖先が歩数計をつけていたはずもない。だが、今でも狩猟採集生活や農耕生活を営んでいる人々は実在する。その人たちの活動度合を調べれば、かなり近い数値が得られるはずだ。

東アフリカ・タンザニアの北部に、ハッザ族という部族がいる。人数は1000人ほどで、そのうちの半数近くが狩猟採集生活を営んでいる。家畜を飼わず、土を耕さず、永住の地を持たない暮らしである。彼らは狩りをして食料を手に入れ、夜は急ごしらえの簡単なつくりの住居で眠る。話す言葉はほかの言語とかけ離れていて、おそらく地球上で最古の言語の一つに違いない。基本的に、ハッザ族は彼らの——私たちの祖先の1万年前と同じ生活をしているのである。地球最後の狩猟採集民の一種族である彼らは、生活様式という点において、人類の祖先とたくさんの共通点があるに違いない。

では、その活動の度合は実際にはどれくらいなのだろうか。ハッザ族の人たちに歩数計をつけて生活してもらったところ、男性は**1日に8〜10キロ**歩いていた。歩数では**1万1000歩から1万4000歩**だった(女性はこれよりも、やや少ない)。狩猟採集民だった人類の祖先も、やはり同じぐらい歩いていたと考えていいだろう。

では、農耕生活はどうだろうか。それを知るには、今も200年前と同じ農耕生活を営む、アメリカのアーミッシュというコミュニティの生活が参考になる。

アーミッシュは近代文化の快適な暮らしを拒み、テレビを観ず、インターネット回線を使わず、電気も引いていない。このアーミッシュの人々も、私たち一般人に比べてかなり身体を動かしている。男性ならば1日に1万歩以上、女性はハッザ族の女性と同じか、それよりもやや少なかった。

いっぽう、アメリカとヨーロッパの一般人の1日の平均的な歩数は6000歩から7000歩だ。となると、ハッザ族やアーミッシュの人たちは、近代的な生活を送る欧米人たちの2倍近く歩いていることになる。

つまり、古代の狩猟採集生活から現代のデジタル社会へと世の中が変遷するなかで、**私たちの活動量は少なくとも半分に減った**のである。

あなたの頭脳は「たった1秒」で激変した

私たちが農耕生活に転じて以来、1万年が経過した。これは永遠にも思える年月だ。だが生物学的に見れば、きわめて短い期間だといえる。

私たちが農民だった時代は、時間軸で考えると人類の歴史全体のわずか1%に過ぎない。工業化社会は約200年続いたが、今の私たちにとって1800年代は紛れもなく遠い昔であり、これも非常に長い年月といえるだろう。

とはいえ進化の観点では、ほんの一瞬に過ぎない。人類の歴史を1日に短縮すると、私た

「24時間」人類史

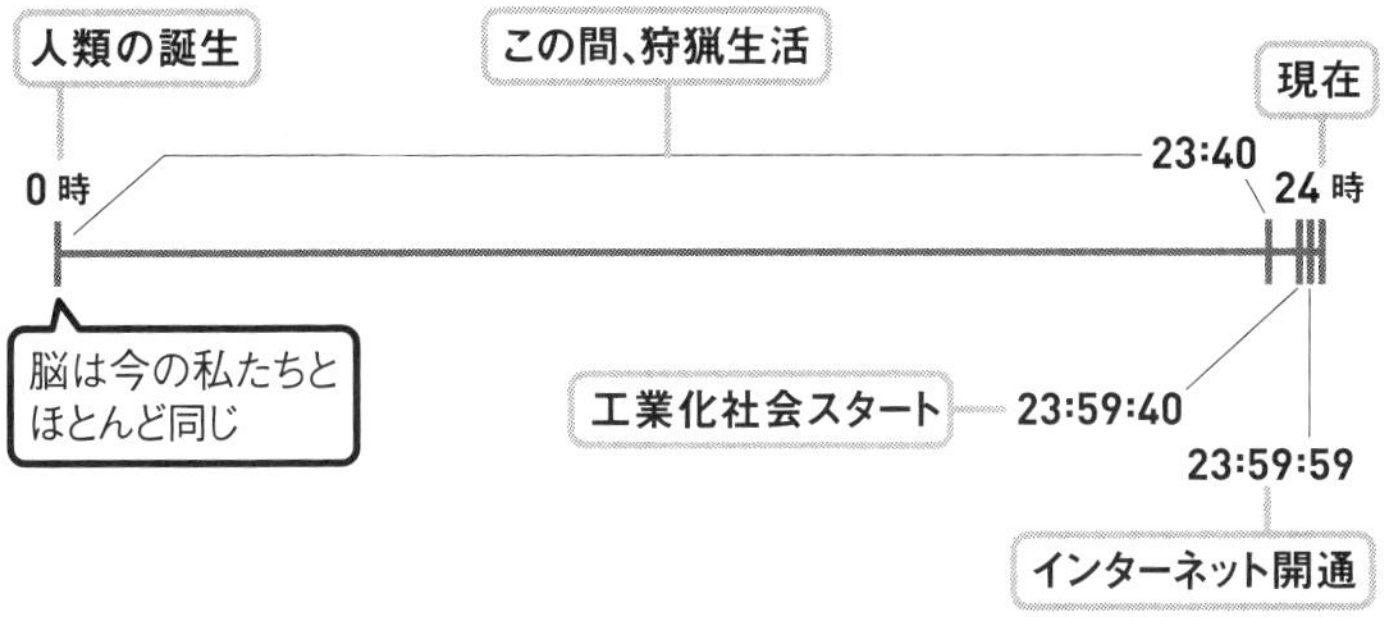

脳は変わっていなくても、脳をとりまく環境が劇的に変わった

ちは午後11時40分まで狩猟採集生活を送っていた。

そして工業化社会が始まったのは、午後11時59分40秒。1日が終わるまで、あと20秒というときだ。

デジタル社会、つまり**インターネットにつながったのは午後11時59分59秒。1日24時間のうちの最後の1秒**である。

ほかの生物が進化を遂げる年月を思えば、人間の進化がいかに気の遠くなるような年月を要するかがよくわかる。たいていは大きな変化が起きるまで1万年、いやもっと長くかかるものだ。

要するに、一般的な現代人は100年前の人間とも1000年前の人間とも、1万年前の人間とも遺伝子的には変わらないのである。

よく考えてみてほしい。人類の歴史において、ほんの短期間に生活様式がことごとく変わり、それによって身体を動かす必要性は半分に減った。人類の進化が何万年もの年月をかけて緩やかに進むことを考えると、私たちの生活様式は、脳の進化の速度をはるかにしのぐ速さで変わったことがわかる。**生活様式の変化に、肉体が追いついていない**状態だ。

生物学的には、私たちの脳と身体は今もサバンナにいる。私たちは本来、狩猟採集民なのである。

この事実を、これまで述べてきた内容——運動をすれば、脳の機能が強化される。気分が晴れやかになり、不安やストレスが和らぐ。創造性が増して、集中力が高まる。逆に身体を動かさないと不安にとらわれて悲観的になる。物事に集中できなくなる——と合わせて考えれば、現代人を悩ませている「あらゆる心身の不調」は、身体を動かさなくなったことが原因だと考えていい。人類は、「生物としての歩き方」が間違っているのだ。

放っておくと「すぐ」に「たくさん」を求めてしまう

脳と身体が、今をはるかにしのぐ活動量に対応するために進化したことは動かしようのない事実だ。

だが、矛盾はある。私たちが怠惰になったことである。外に出て歩いたり走ったりすることにそれほど多くのメリットがあるなら、なぜ、私たちはカウチに座ってポテトチップスをほおばることに快感を覚えるのだろう。


それは人類が歴史の大半を通して、エネルギーやカロリーの欠乏に見舞われてきたからだ。サバンナで狩りをしていたころの祖先は、高カロリーの食事などめったにしたことはなかった。だから、食べ物があれば、誰かに横取りされないうちにさっさと平らげていた。

私たちが高カロリー食品をとてもおいしく感じる理由も、そこにある。エネルギーをたっぷり蓄えておくために、**脳が「すぐに食べてしまえ」と命令する**のである。


たとえば、サバンナで暮らしていた祖先が、甘くて栄養たっぷりの果物がたわわに実った木に出くわしたら、どうするだろう。1個だけもぎ取って、残りは明日のために取っておくという考えは、決して賢いとはいえない。チョコレートがたくさん入った箱を差し出されても、一つしか取ってはだめだと教えられてきた私たちとは違うのである。

サバンナの祖先にとって、貴重なカロリー源があれば絶対に逃さず、すぐに食べ尽くすことが生き延びるための戦略だった。もし翌日までぐずぐず引き延ばしていたら、果物は一つ残らずなくなっているだろう。ほかの誰かに取られてしまうからだ。

おいしい物は全部食べたいという衝動のメカニズムは、今でも私たちの身体に残っている。そのため、チョコレートの箱が目の前にあったら、脳はこう命令する。

「今すぐ平らげろ。一つでも残したら、誰かに取られてしまうぞ。ひょっとしたら明日は何も食べる物が手に入らないかもしれない。だから今のうちに栄養を蓄えておくんだ」

私たちが、箱のチョコレートを残らず食べたくなる理由は、これなのである。

エネルギーを備蓄するにあたっては、溜めるばかりでなく、使う量のことも考えなくてはならない。決して無駄遣いせず、食料難に備えて腹まわりにいくらか蓄えておくことが非常時の切り札となる。

これは生存本能であり、**労力を節約してエネルギーを溜め込もうとする衝動が、食料難を乗りきることにつながる。**

だから、カウチに寝そべってテレビを眺め、ランニングやウォーキングをさぼる言い訳をあれこれ考えているとき、「狩猟採集民の脳」はそのまま座っているように命令する。「動かないでエネルギーを節約しておけよ。食べ物がなくなったときは、そのエネルギーが役に立つんだから」というわけだ（実際にはそんな状況はめったに起きないにもかかわらず……）。

科学が示す「現時点で最新の結論」

脳は、身体を活発に動かすとドーパミンを放出して気分が爽快になるようにプログラムされている。それは、狩りが生存の可能性を増やすからだ。そのほか危険な猛獣から逃げたり、住みやすそうな場所を探したりすることも、生存の可能性を増やす。脳は1万年前からほとんど進化していないため、現代の私たちにも、このメカニズムが残っている。そのため、**祖先の生存の可能性を増やした行為と同じことをすれば、脳はそれを繰り返させようと快感を与えてくれる。**

私たちがランニングやウォーキングをして家に戻ると、脳は食べ物や新しい住み処を探していたのだと解釈し、報酬として多幸感を与えてくれる。運動が身体によいと書かれた雑誌やこの本を読んだからといって、ドーパミンやセロトニン、エンドルフィンは放出されない。幸せな気分になれるのは、生存の可能性を増やす行為をしたときだけだ。

座りがちでいると調子が悪くなる「お仕置き」をされることも、それで納得がいく。1日中座ってばかりいれば獲物は捕まえられず、新しい住み処も見つからない。

座ってばかりいると生き残れない。多くの現代人が心や身体を病んでしまう理由は、「脳」と「私たちの環境」の矛盾、そこにある。

こうして考えれば、運動によってほかの様々な機能を強化できることも理解できる。サバンナで祖先が狩りをするときは、集中力を保つことが必須だった。獲物を仕留めるには精神を集中して忍び寄り、わずかな動きも見逃さず、すばやく行動する必要があったからだ。あなたや私が運動をすると集中力が高まるのは、そのためである。

運動は記憶力も高める。それはなぜか。祖先にとって、動きまわることは新しい住み処や環境を探すことでもあった。座ってばかりいて動かないと、脳は新しい体験をしていないと解釈して、記憶力を高める必要はないと考える。それに、携帯電話やパソコンを通して新しい経験をするために、脳は進化してはいない。座って画面を眺めていても、脳はそれを新しい経験だと考えない（覚える必要なしとみなす）ので、記憶力は高まらないのだ。

医学の父・ヒポクラテスの進言

もし、私がこの本の読者だったら、今ごろこんなことを考えているだろう。

「本当に運動が脳にいい影響をおよぼすなら、もうとっくに、みんなが気づいていて当然じゃないのか」

喫煙は健康を害する。コーヒーには興奮作用がある。こういったことは周知の事実である。私が思うに、昔はみな運動が脳によい影響をおよぼすことを知っていたが、２００年の間にすっかり忘れてしまったのではないだろうか。

「人間には歩くことが何よりの妙薬となる」。これは健康関連の雑誌でよく見るお決まりの文句などではなく、医学の父、ヒポクラテスの言葉である。はるか２５００年前、近代の医療技術とは無縁の時代に、ヒポクラテスは身体を動かすことが、肉体的かつ精神的な健康のためには欠かせないことを知っていたのだ。

驚異的な医学の進歩により、ワクチン、抗生物質、ＭＲＩ、分子標的薬にいたるまで、多くの革新的な発見や発明がもたらされた。とはいえ、そういった進歩によって、それまで当然と考えられてきたものはみな、脇に追いやられてしまった。

私たちは忘れてしまったのだ。脳と身体にとって、身体を動かすことが最良の薬であることを。願わくば、多くの人に思い出してもらいたい。

近年、医学の研究は古代のヒポクラテスの格言にようやく追いつき、その言葉が正しいことが立証された。だが身体を動かすことの重要性や、脳がアップグレードされる具体的なメカニズムは、まだ完全には解明しきれてはいない。

ある意味で、これは歴史のしっぺ返しといえるのかもしれない。最新の医療技術であるＭＲＩによって導き出され、私たちが見直したもの——それは、何ということはない。ただ

「運動すること」だったのだから。

科学が証明した「必要十分条件」を満たして手を打つ

ここ最近、大衆の健康指向はぐんと高まっている。ニューススタンドには健康誌がやたらと目につくし、クロスカントリー・スキー大会のヴァーサロペットやストックホルムマラソンのチケットは数時間で完売になるというあり様だ。そのいっぽうで、こういった熱狂ぶりを歓迎しない、あるいは加わりたくないと感じている人も多い。

私には、その気持ちが充分にわかる。マラソンや健康誌のことは忘れてもいい。ただ、何かしらの運動は絶対にしたほうがいい。

運動といっても、何かの選手になったり、腹筋が6つに割れるまでトレーニングをしたりしなくてもいいのだ。要するに、これは脳が存分に性能を発揮できるようコンディションを整えようという話なのである。

脳トレのアプリは、いまや数十億ドルもの巨額の利益を生んでいる。だが、それは忘れていい。効果はないからだ。脳に目覚ましい効果があると謳うサプリメントや種々の「奇跡のメソッド」も無視していい。これも、やはり効果はない。

それよりも、脳の働きを強化することが科学によって現時点できちんと証明されたもの、つまり身体を動かすことに時間をかけるべきである。これには費用もかからない。どんな運動をするか、どこで運動をするかは重要ではない。重要なのは、とにかく運動することだ。

身体を動かせば、たちまち心と身体が健康になり、脳の働きもよくなる。そして運動を習慣にして長く続けるほど、その効果のすばらしさが実感できるだろう。


もしカウチでポテトチップスをほおばりながら連続ドラマを観て過ごすことが脳の健康のためにできる最善のことであれば、私は誰よりも喜ぶに違いない。

常に感覚が研ぎ澄まされ、気持ちが晴れやかになり、集中力を保てる認知トレーニング法やサプリメントがあればどんなにいいだろう。

だが残念ながら、そんなものは幻想に過ぎない。科学がそれをはっきりと証明している。

私の脳は動くためにできている。

そして、あなたの脳と同じように、動けば存分にその性能を発揮してくれることだろう。

第10章――「一流の頭脳」マニュアル

様々な研究成果を通して、運動が脳にいかに影響をおよぼすかについて語ってきたが、結局のところ、脳に最も効果的な運動量とはどれくらいなのだろうか。また最大限の効果を得るには、どのような運動をすればいいのだろうか。くどいのを承知のうえで、あえて言おう。それに対する明確な答えは出ていない。だが実験データにもとづく、いくつかの条件や目安はお教えできる。

まず何よりも重要な点。それは、たとえわずかな1歩でも脳のためになる、ということだ。もちろん5分よりは30分のほうがいいが、5分でもまったく価値がないわけではない。あなたが楽しいと思える活動からしてみよう。

より高い効果を望むなら、**最低30分のウォーキング**をしよう。

脳のための最高のコンディションを保つためには、**ランニングを週に3回、45分以上**行うことが望ましい。重要なポイントは、心拍数を増やすことだ。

そして、**有酸素運動**を中心に行おう。筋力トレーニングも脳によい影響をおよぼすが、どちらかといえば有酸素運動のほうが望ましい。あなたが筋力トレーニングのほうを好むとしても、持久力系の運動をぜひ取り入れてほしい。

インターバル・トレーニングは肉体維持の観点ではすぐれたトレーニング法だが、脳におよぼす効果はかぎられる。疲労が激しいため、運動後にすぐに得られる効果はあまり期待できない。即効性は乏しいといえるだろう。もっと負荷の軽い運動、たとえば通常の速度でランニングをすると、運動を終えてから数時間にわたって創造性が増すという効果がある。だがインターバル・トレーニングには、そのような効果は見込めない。

とはいえ、このような負荷の大きい運動も、長期的に見ると脳のためになると考えられている。激しい運動をすると、ＢＤＮＦの生成量が大幅に増えるためだ。要はきついトレーニングは習慣にできれば心強いが、なかなかハードルが高いというわけである。

根気よく、決してあきらめず、とにかく続けよう。脳が再構築されて構造が変化するまでには時間がかかる。たまにでも走ったり歩いたりすると、すぐに脳の血流が増えるのは確かだが、新しい細胞や血管が形成されたり、領域同士の結合が強化されたりするまでには、ある程度の期間が必要だ。数か月、あるいはもっとかかるかもしれない。ただし、**週に数回の運動を半年ほど**続ければ、目覚ましい変化を実感することだろう。

おわりに──ただちに本を閉じよう

あなたの頭蓋骨のなかには、宇宙で最も複雑な構造物がある。それは、あなたが生まれた日から息を引きとる最後の日まで、休むことなく活動している。

その器官こそ、あなたである。脳とは、あなた自身なのだ。

ところで、なぜ私はこのような本を書いたのか？　それは、私たちが脳のために──つまり私たち自身のためにできる何より大切なことは身体を動かすことだという事実を、現代の神経科学が教えてくれたからだ。これを語らずして、いったい何を語ればいいだろうか。

だが一般読者に向けて、このような脳科学の本を執筆することは、決して容易ではない。つまるところ、私たち科学者が解き明かそうとしているものは、人知がおよばぬほど精緻きわまりない器官であり、その働きを完全に理解することなど、ほぼ不可能である。

目下、神経科学は光速ともいうべき速さで進歩している。そして毎年、10万もの脳に関する科学論文が発表されている。これは年間を通して4分ごとに1本発表されている勘定になる。私たちの知識は文字どおり、分単位で増えつづけているのだ。

それにもかかわらず、脳を解明することにおいては、まだほんの入口に立っているに過ぎない。

科学者たちは、小さな線虫の脳の活動を解明するまでに、40年の年月を費やした。この線虫は、脳の基礎的な研究において頻繁に使われる生物の一種だ。それを脳と呼んでいいのかわからないが、この微小な線虫には約300個の脳細胞があり、800ほどの細胞同士のつながりがある。これに比べて人間の脳には1000億もの細胞があり、つながりの数は100兆にもおよぶ。

要するに脳の働き、とくに運動がおよぼす影響については、いまだ未知のメカニズムが無数に存在するのである。

本書では、今の時点において神経科学が立証している事実を解説した。脳が運動によって強化されるメカニズムはまだ完全には解明されていないが、この先、科学者たちが山ほどの新事実を明らかにしてくれることだろう。

とはいえ、本書のテーマが10年後、あるいは50年後には通用しなくなるという心配はまったく無用である。運動が脳にもたらす恩恵は、私たちの想像をはるかに超えるほど大きいのだから。

神経科学は、単に脳の疾患の原因や治療法を探るためのものではない。私たちが自分自身を理解する助けとなる学問でもある。

時として研究は、人間には他者との交流が欠かせないことや、アルコールが脳の機能を低下させるといった自明の事実を立証しようとしてきた。そういった発見が、実際に私たちを驚かせることもあった。

運動をすれば気分が爽快になることは、わざわざ研究が証明しなくても知らぬ者はいない。だが、運動が認知能力（たとえば創造性、ストレスに対する抵抗力、集中力、知能など）に具体的にどのようにして絶大な影響を与え、またなぜ私たちに欠かせないものなのかといった理由については、あまり知られていない。事実、これに気づいている人は、ほとんどいないといっていい。

本書を執筆するにあたり、私は私見や希望的観測を避け、科学が立証した事実のみ伝えることを心がけた。加えて、これは科学の研究成果の報告書ではなく、あくまでも一般読者に向けた読み物であることを、あらためて申し上げておく。そのため、できるだけ理解しやすく、またおもしろく読めるように、いくつかの学術的な概念を簡略化せざるをえなかったことをご理解いただきたい。

本書の内容は研究論文にもとづくものであり、そのすべてを巻末に参考文献として掲載している。運動が脳におよぼす影響について、もっと踏み込んで詳細に知りたい場合には、そちらがお役に立つことだろう。

だがその前に本を置き、外に出て身体を動かそう——そして、脳を動かそう！

最後になったが、私を支えてくれた、感謝をお伝えしたい人がたくさんいる。
まず誰より、私の弟のビョルン・ハンセンに、心からありがとうと言いたい。ビョルンは貴重な情報や、私が到底思いつきそうもないアイデアを提供してくれた。また、母のヴァーニャ・ハンセンが常に励まして支えてくれたことも、本当にありがたく思っている。

それから——順不同で——次の方々にお礼を申し上げる。この旅を続けるなかで、みなさんはすばらしい着想やヒント、フィードバックを、様々な形で授けてくれた。カール・トビエソン、シモン・キヤガ、マッティン・ローレンツォン、ヨナス・ペッテション、カール・ヨハン・スンドベリ、ミンナ・トゥンベリエル、マッツ・トリエン、オットー・アンカルクローナ、マティアス・オルソン、ダニエル・エク、ヤーコブ・エンドレル、タヒル・ジャミル、ヨハネス・クローネル、クリストッフェル・アールボーム、グスタフ・ヴァルネ、アンデシュ・ベーントソン、エリック・テランデル、ラーシュ・フリック。あなた方と様々なアイデアを出し合って語り合った時間は、何よりの恩恵だと思っている。

ボニエール・ファクタ出版社のセシリア・ヴィクルンドとシャスティン・ベリフォシュには、ことのほか感謝している。2人は最初から、この本がすばらしいものになると信じて疑わなかった。編集者のアンナ・パリヤクにもお礼を申し上げる。マーケティング担当のエヴァ・ペーションと広報担当のソフィア・ヘウリンにも、大変お世話になった。

私の曖昧なイメージからエッセンスをすくい上げて紙の上に物質化してくれたグラフィック・デザイナーのリーサ・ザクリソン、写真家のヘレン・カールソン、ボニエール・ライツのウラ・ヨーネビィとルドヴィグ・クランデル、「ヴァーダグスプルス」の映像制作者アレックス・フレイと編集部の方々にも、最大級の感謝をお伝えしたい。

そして何より、本書を手にとっていただいたあなたに、心からお礼を申し上げる。

アンダース・ハンセン

エンドルフィン
体内性モルヒネ（エンドジーナス・モルフィン)。脳（と身体）で生成されるホルモンで、鎮痛作用があり、多幸感をもたらす。このエンドルフィンと内因性カンナビノイドが「ランナーズハイ」を引き起こしていると考えられている。

PETスキャン(陽電子放出断層撮影装置)
高度な画像技術による医療機器で、放射性の薬剤を体内に注入して撮影する。医学研究や腫瘍の場所を特定する検査などで使用される。

内因性カンナビノイド
鎮痛作用があり、多幸感をもたらす物質。人間の体内でつくられるので「内因性」。マリファナは、この内因性カンナビノイドの受容体から取り込まれる。

脳細胞新生、神経発生
脳細胞（神経細胞）が新たに生まれること。以前は、子どものときにしか新生しないと考えられていたが、今では成人してからでも、生きているかぎり新生することがわかっている。

短期記憶・長期記憶
短期記憶は、比較的短い時間でしか保存されない記憶。長期記憶は文字どおり比較的「長期間」保存される記憶で、「大学３年生の夏休みに～した」といったような思い出（＝エピソード記憶）は長期記憶の部類に入る。

トレッドミル
屋内でウォーキングやランニングをするための器具。ジムなどで音楽を聴きながら走っている人の足下にあるのがそれ。

シナプス
脳細胞（神経細胞）間の接合部。２つの細胞の間にはごくわずかな隙間があり、実際には接触していない。ドーパミンやセロトニン、ＧＡＢＡなどの神経伝達物質を介して、シグナルがほかの脳細胞に伝わる。

灰白質
主に神経細胞の細胞体で形成されている。灰色は死後にのみ現れる色であり、生存中はピンクがかった淡い色をしている。

白質
神経線維が密集している部位。灰白質の内側の層で、脳細胞から突起した長い軸索の集まりによって形成されている。白い色は、シグナルの伝達をスムーズにするミエリンという脂肪物質が軸索を覆っているためである。

軸索
脳細胞から１本ずつ伸びている細長い突起物で、この部分からシグナルがほかの脳細胞に伝えられる。

ら、息が少し切れるペースで「ややキツイ」と感じるくらい。次の「運動後の脈拍数」を目安にしてほしい：20～30代＝140、40～50代＝130、60代～＝110～120。

報酬系
欲求が満たされたり、満たされることが予想された際、「心地よい感覚」をその個体に与える脳における神経系。

側坐核
脳内にある小さな部位で、報酬系において中心的な役割を果たし、私たちの行動を制御している。ここが刺激を受けるとドーパミンが放出される。側坐核でドーパミンの量が増えると、私たちは快感を覚える。

ドーパミン
気分を制御する物質で、とくに動機づけや意欲、報酬を制御している神経伝達物質。また、集中力や動作とも密接に関わっている。

受容体
細胞や細胞膜に存在し、ホルモンや神経伝達物質などと結合することで細胞内に反応を起こすタンパク質。たとえば、ドーパミンが分泌されても、脳内にドーパミンの受容体がなければドーパミンは仕事ができない。

視床
脳の中央に座し、多くの情報が通過する中継地点として機能する。すべての情報が意識に上がらないよう、情報をふるいにかけるフィルターの役目を果たしている。

SSRI（選択的セロトニン再取り込み阻害薬）
うつ病の治療において、最も一般的に使用される治療薬。神経伝達物質であるセロトニンを脳内で増やす作用があるが、ノルアドレナリンやドーパミンにもある程度の影響を与える。

セロトニン
脳内で分泌される物質で、感情、とくに情緒の安定や前向きな精神力を促す作用がある。

ノルアドレナリン
脳内で分泌される物質で、主に用心深さや集中力を促す作用がある。

血液脳関門
脳にとって有害な物質が脳内に入るのを防ぐ、「バリア」「関所」的な存在。

BDNF（脳由来神経栄養因子）
脳が生成するタンパク質で、脳細胞の新生や記憶力、全般的な健康など、脳の様々な働きを促進する作用がある。

小脳
頭の後方に位置し、運動制御や平衡感覚をつかさどっている。小脳は、脳全体の容積の１０％を占める。

皮質
大脳皮質のこと。脳の表層を覆っている部分で、進化の過程において最も発達した領域でもある。ここで脳の「大仕事」が行われている。大部分は細胞体の集まりによって形成される。

（神経の）可塑性
「外部からの刺激によって、脳神経の構造は変化することができる」ことを指す用語。

HPA軸（視床下部・下垂体・副腎軸）
ストレス反応を制御している回路。刺激が加わると、初めに視床下部から下垂体（脳の腺）にシグナルが送られ、そこから副腎にシグナルが伝わって、ストレスホルモンのコルチゾールが分泌される。

視床下部
脳の中央の深部に座し、血圧や心拍数、体温、代謝などを調節する役目を担っている。

コルチゾール
副腎（腎臓の上部に座す）で生成されるストレスホルモンで、心拍数や血圧を上昇させて警告を発し、「闘争か逃走か」の準備を促す。コルチゾールが慢性的に分泌されると海馬が損傷を受けることがわかっている。

扁桃体
アーモンドのような形をした脳の部位で、恐怖感情や情動反応をつかさどっている。脳の左右に一つずつ、合わせて２つあり、進化の過程において、最古の時代に形成された「爬虫類脳」の一部として保持されてきた。何らかの危機に直面したとき、扁桃体は、身体が即座に「闘争か逃走」できるように態勢を整える。

海馬
脳の両側に一つずつ備わった、親指大の器官。記憶のほか、感情の制御、空間認識といった機能もつかさどっている。海馬は、運動によって最も影響を受ける脳の部位だと考えられている。

GABA（ギャバ）
ガンマアミノ酪酸。脳の活動を鎮静する作用がある。

有酸素運動
比較的長時間続けることができる、軽度もしくは中程度の負荷をかける運動。BDNF を増やすためにおすすめなのは、ランニング、スイミング、サイクリング、テニス、スキーのクロスカントリーなど。最低 20 ～ 30 分は取り組んでほしい。

最大酸素摂取量
運動中にその人が取り込むことができる 1 分間あたりの酸素の最大量。「最大酸素摂取量の 70%」な

「一流の頭脳」用語集

脳にまつわる書籍はどうしても難しい用語が出てくるもの。そこで本書中に登場した、主立った「脳に関するワード」をまとめたのが、この用語集である。

大体登場順（とはいえ、関連する言葉はできるだけ近くに配置している）になっているので、本書を読んでいてわからなくなったり、用語の意味を忘れて思い出したくなったりしたときにご活用いただければ、と思う。

もちろん詳しく覚える必要はないし、本文中では「側頭葉だから、頭の横あたりにある」くらいに思ってもらって大丈夫だ。

MRI（磁気共鳴断層撮影装置）

高度な画像技術を搭載した医療機器で、人体の臓器を高い解析度で表示する。機能的ＭＲＩ（ｆＭＲＩ）は、脳の各部位の活動を詳細に観察できる。これは血流の変化を計測することによって画像化される。血流が多い場合は、その部位の活動が活発化していることを表す。１台のＭＲＩは自動車ほどの大きさで、小さなトンネルに似た筒のなかに横たわった状態で撮影が行われる。トンネルのなかには磁場が発生するが、この磁場は非常に強力なため、磁場をつくる磁石をマイナス200度の液体窒素で冷却しなくてはならない。

前頭葉

脳の前方の部位。論理的思考や抽象的思考、感情の制御などをつかさどっている。脳の進化の過程で最も発達した部位で、扁桃体とのバランスを保つことでストレス反応を制御している。

前頭前皮質

前頭葉の前方の部位。（未来の）予定を立てたり、変化に対応したり適応したりする能力、自制心、他者にどう対応するかなど、最も複雑な知的機能をつかさどっている。

ニューロン

脳細胞（神経細胞）のこと。

脳葉

大脳を解剖学的に分けたときの６つの領域。前頭葉、後頭葉、側頭葉、頭頂葉、島葉、辺縁葉の６つがある。そもそも脳は、大脳・小脳・脳幹の３つに大きく分けられ、脳幹を「幹」として全体的に樹のように見え、大脳は葉っぱの姿に似ていることから「〜葉」といわれる。

側頭葉

こめかみの内側にある部位。主に記憶を保管する役目を担っている。

・Tine, M et al, 2014. *Acute aerobic exercise: an intervention for the selective visual attention and reading comprehension of low-income adolescents.* Frontiers in psychology 2014. http://dx.doi.org/10.3389/fpsyg.2014.00575.
・Van Eimeren et al, 2008. *White matter microstructures underlying mathematical abilities in children.* NeuroReport. DOI:10.1097/WNR.0b013e328307f5c1.
・Åberg, M et al, 2009. *Cardiovascular fitness is associated with cognition in young adulthood.* PNAS USA.2009 Dec 8; 106(49):20906-11.

第８章　「健康」な頭脳

・Colcombe, S et al, 2006. *Aerobic exercise training increases brain volume in aging humans.* J Gerontol A Biol Sci Med Sci. 2006; 61: 1166-70.
・Hyodo, K et al. *The association between aerobic fitness and cognitive function in older men mediated by frontal lateralization.* Neuroimage 2015.DOI:10.1016/j.neuroimage.2015.09.062.
・Rovio, S et al. *Leisure-time physical activity at midlife and the risk of dementia and Alzheimer's disease.* Lancet Neurology, 2005.
・Sanchez, M et al, 2011. *BDNF polymorphism predicts the rate of decline in skilled task performance and hippocampal volume in healthy individuals.* Translational Psychiatry (2011)1, e51, DOI:10.1038/tp.2011.47.
・Weuve, J et al. *Physical activity, including walking, and cognitive function in older women.* http://jama.jamanetwork.com/article.aspx?articleid=199487.
・Tian, Q et al. *Midlife and late-life cardiorespiratory fitness and brain volume changes in late adulthood: Results from the Baltimore longitudinal study of aging.* J Gerontol A Bio Sci Med Sci, 2016. DOI:10. 1093/gerona/glv041.

第９章　超・一流の頭脳

・「ルーシー」から「ホモ・エレクトス」、そして「ホモ・サピエンス」へと進化したという説には根拠がない。私たちの祖先は「ホモ・エレクトス」と同時期に生きていたと考えられている。
・Florio, M et al. *Human-specific gene ARHGAP11B promotes basal progenitor amplification and neocortex expansion.* Science. DOI: 10.1126/science.aaa1975.
・Raichlen, D et al, 2011. *Relationship between exercise capacity and brain size in mammals.* PLoS One 2011; 6(6):e 20601.
・Raichlen, D et al, 2013. *Linking brains and brawn: exercise and the evolution of human neurobiology.* Proc Biol Sci. 2013. DOI: 10.1098/rspb.2012.2250

にした。
・Colzato, L et al. Frontiers in neuroscience. DOI:10-3389/fnhum.2013.00824.
・Oppezzo, M et al, 2014. *Give your ideas some legs: the positive effect of walking on creative thinking.* Journal of experimental psychology: Learning, memory, and cognition 2014; 40;4:1142-1152.
・Steinberg, H et al, 1997. *Exercise enhances creativity independently of mood.* Br J sports med 1997;31: 240-245.

第７章　「学力」を伸ばす

・Burzynska, A et al, 2014. *Physical activity and cardiorespiratory fitness are beneficial for white matter in low-fit older adults.* PLoS One 2014. DOI: 10.1371/journal.pone.0107413.
・Castelli, D et al. J Sport exerc. psychol. 2007 Apr; 29(2):239-52.
・Chaddock, L et al. *A neuroimaging investigation of the association between aerobic fitness, hippocampal volume, and memory performance in preadolescent children.* Brain Res, 2010. 1358:172-183.
・Chaddock-Heyman, L et al, 2014. *Aerobic fitness is associated with greater white matter integrity in children.* Front Hum Neurosci. http://dx.doi.org/10.3389/fnhum.2014.00584.
・Davis, C et al, 2011. Health psychology, vol 30 (1), 91-98.
・Davis, C et al, 2011. *Exercise improves executive function and achievement and alters brain activation in overweight children: A randomized, controlled trial.* Health psychology 2011, vol 30 (1), 91-98.
・Hillman, C et al. *The effect of acute treadmill walking on cognitive control and academic achievement in preadolescent children.* Neuroscience 2009, 159(3): 1044-1054.
・Ma, J et al, 2015. *Four minutes of in-class high-intensity interval activity improves selective attention in 9- to 11-year olds.* Applied Physiology Nutrition and Metabolism 2014 DOI:10.1139/apnm-2014-0309.
・Martikainen, S et al. *Higher levels of physical activity are associated with lower hypothalamic-pituitary-adrenocortical axis reactivity to psychosocial stress in children.* Journal of clinical endocrinology and metabolism 2012. DOI:10.1210/jc.2012-3745.
・Mehta, R et al, 2015. *Standing up for learning: A pilot investigation on the neurocognitive benefits of stand-biased school desks.* Int. J. Environ. Res. Public Health 2015, 13, 0059. DOI:10.3390/ijerph13010059.
・Nyberg, J et al, 2013. *Cardiovascular fitness and later risk of epilepsy: a Swedish population-based cohort study.* Neurology. 2013 Sep 17;81(12):1051-7.
・Rasberry, C et al. Prev.Med. 2011 Jun;52 Suppl1:s 10-20. DOI:10.1016/j.ypmed.2011.01.027. Epub 2011 Feb1.
・Raine, L et al. *The influence of childhood aerobic fitness on learning and memory.* PLoS One 2013. DOI:10.1371/journal.pone.0072666.
・Rauner, R et al, 2013. *Evidence that aerobic fitness is more salient than weight status in predicting standardized math and reading outcomes in fourth-through eighth-grade students.* Pediatrics. DOI:10.1016/j.jpeds.2013.01.006.

optimal brain health and resilience throughout the lifespan. Neuroscience 2013, June 3; 239:228-240.

第5章 「記憶力」を極限まで高める

・Bartol, T et al. ELife 2016, doi.org/10.7554/eLife.10778.
・Chapman, S et al. *Shorter term aerobic exercise improves brain, cognition, and cardiovascular fitness in aging.* Front Aging neurosci., 12 November 2013. DOI:10.3389/fnagi.2013.00075.
・Erickson, K et al, 2010. *Exercise training increases size of hippocampus and improves memory.* PNAS 2010. DOI: 10.1073/pnas.1015950108.
・Eriksson, P et al, 1998. *Neurogenesis in the adult human hippocampus.* Nature medicine 4, 1313-1317 (1998).
・Fastenrath, M et al, 2014. *Dynamic modulation of amygdala-hippocampal connectivity by emotional arousal.* The Journal of Neuroscience, 2014, 34(42): 13935-13947;DOI:10.1523/JNEUROSCI.0786-14.2014.
・Journal of neuroscience, 15 October 2014, 34(42):13935-13947. DOI:10.1523/JNEUROSCI.0786-14.2014.
・Kohman, R et al. *Voluntary wheel running reverses age-induced changes in hippocampal gene expression.* PLoS One 2011. DOI:10.1371/journal.pone.0022654.
・Leraci, A et al. *Physical exercise and acute restraint stress differentially modulate hippocampal BDNF transcripts and epigenetic mechanisms in mice.* Hippocampus 2015. Mar 26. DOI:10.1002/hipo.22458.
・O'Keefe, J (1976). *Place units in the hippocampus of the freely moving rat.* Experimental neurology 51, 78-109.
・Pereira, A et al. *An in vivo correlate of exercise-induced neurogenesis in the adult dentate gyrus.* PNAS 2007. DOI:10.1073/pnas.0611721104.
・Rhodes, J et al, 2005. *Neurobiology of mice selected for high voluntary wheel-running activity.* integr comp biol, 2005.45;438-455.
・Roig, M et al, 2012. *A single bout of exercise improves motor memory.* PLoS One. DOI:10.1371/journal.pone.0044594.
・Schmidt-Kassow, M et al. *Physical exercise during encoding improves vocabulary learning in young female adults: A neuroendocrinological study.* PLoS One 2013; 8(5):e64172.
・Smith, C. *Medial temporal lobe activity during retrieval of semantic memory is related to the age of the memory.* Journal of neuroscience, 2009.DOI:10.1523/JNEUROSCI.4545-08.2009.
・Winter, B et al, 2007. *High impact running improves learning.* Neurobiology of learning and memory. DOI:10.1016/j.nlm.2006.11.003.

第6章　頭のなかから「アイデア」を取り出す

・モーツァルトの手紙は偽りだったというエピソードは、イギリス人のケヴィン・アシュトンの著作『馬を飛ばそう』（門脇弘典訳、日経ＢＰ社、2015年）と、スウェーデンの工業新聞「Dagens Industri」（2015年５月）に掲載された、ヤン・グラードヴァルのエッセイを参考

第3章　カロリンスカ式「集中力」戦略

・Beak, D et al, 2014. *Effect of treadmill exercise on social interaction and tyrosine hydroxylase expression in the attention-deficit/hyperactivity disorder rats.* Journal of exercise rehabilitation.
・Bubl, E et al, 2015. *Elevated background noise in adult attention deficit hyperactivity disorder is associated with inattention.* PLoS One DOI:10.1371/journal.pone.0118271.
・Colcombre, S et al. *Cardiovascular fitness, cortical plasticity, and aging.* PNAS 2004.
・Eun-Sang, J et al, 2014. *Duration-dependence of the effect of treadmill exercise on hyperactivity in attention deficit hyperactivity disorder rats.* Journal of exercise rehabilitation 2014；10 (2) 75-80.
・Hillman, C et al. *Effects of the FITKids randomized controlled trial on executive control and brain function.* Pediatrics. 2014.;134:e 1063-1071.
・Hoang, T et al. JAMA Psychiatry 2015. DOI: 10.1001/jamapsychiatry.2015.2468.
・Hoza, B et al. *A randomized trial examining the effects of aerobic physical activity on attention-deficit/hyperactivity disorder symptoms in young children.* J Abnorm child psychol (2015), 43;655-667.
・Silva, A et al. *Measurement of the effect of physical exercise on the concentration of individuals with ADHD.* PLoS One. DOI: 10.1371/journal.pone.0122119.
・Smith, A et al, 2013. *Pilot physical activity intervention reduces severity of ADHD symptoms in young children.* Journal of Attention disorders 2013, 17(1) 70-82.
・Volkow, N et al. *Evaluating Dopamine Reward Pathway in ADHD:clinical implications.* JAMA 2009; 302(10):1084-1091.

第4章　「やる気」の最新科学

・Arai, Y et al. Percept mot skills (1998). 87, 1371-1375.
・Blumenthal, J et al. Arch Intern Med. 1999; 159(19):2349-2356.
・Dwivedi,Y et al, 2003. *Altered gene expression of brain-derived neurotrophic factor and receptor tyrosine kinase B in postmortem brain of suicide subjects.* Arch Gen Psychiatry. 2003; 60: 804-815.
・Fernandes et al. *Leptin suppresses the rewarding effects of running via STAT3 signaling in dopamine neurons.* Cell metabolism, 2015.
・Gustafsson et al, 2009. Psychiatry Res 169(3), 244-248.
・Hassmen et al, 2000.
・Lang, U et al, 2004. *BDNF Serum concentrations in healthy volunteers are associated with depression-related personality traits.* Neuropsychopharmacology 29, 795-798.
・Mammen, G et al, 2013. *Physical activity and the prevention of depression: a systematic review of prospective studies.* Am J Prev Med 2013; 45(5): 649-657.
・Numakawa, T et al. *The role of brain-derived neurotrophic factor in comorbid depression: Possible linkage with steroid hormones, cytokines, and nutrition.* Frontiers in psychiatry 2014. DOI:10.3389/fpsyt.2014.00136.
・Potgeiter, J R et al. Percept mot skills (1998). 81, 520-522.
・Rothman, S et al. *Activity-dependent, stress-responsive BDNF signaling and the quest for*

参考文献

第1章　自分を変える「ブレイン・シフト」

・Lunghi, C et al, 2015. *A cycling lane for brain rewiring.* Current biology. DOI:10.1016/j.cub.2015.10.026.

・Smith, S et al, 2015. *A positive-negative mode of population covariation links brain connectivity, demographics and behavior.* Nature neurosci. 2015; 18:1565-7.

・Voss, M et al. *Plasticity of brain networks in a randomized intervention trial of exercise training in older adults.* Frontiers in aging neuroscience 2010. DOI:10.3389/fnagi.2010.00032.

第2章　脳から「ストレス」を取り払う

・Agudelo, L et al, 2014. *Skeletal muscle PGC-1 α 1 modulates kynurenine metabolism and mediates resilience to stress-induced depression.* Cell.

・American Psychological Association, 2015. *Stress in America: paying with our health.*

・Bonhauser, M et al, 2005. Health Promotion International. DOI: 10.1093/heapro/dah603.

・Colcombe SJ, Erickson KI, Scalf PE, et al. *Aerobic exercise training increases brain volume in aging humans.* J Gerontol A Biol Sci Med Sci. 2006;61:1166-70.

・Dishman, R et al. *Increased open field locomotion and decreased striatal GABAA binding after activity wheel running.* Physiol Behav. 1996; 60(3):699-705.

・Erickson, K et al. *Physical activity, fitness, and gray matter volume.* DOI:10.1016/j.neurobiolaging.2014.03.034.

・Feinstein, J et al. *The human amygdala and the induction and experience of fear.* Current Biology, 2011. DOI: http//dx.doi.org/10.1016/j.cub.2010.11.042.

・Hassmén, P et al, 2000. *Physical exercise and psychological well-being: a population study in Finland.* Prev Med. 2000 Jan; 30(1):17-25.

・Kim, M et al. *The structural integrity of an amygdala-prefrontal pathway predicts trait anxiety.* Journal of Neuroscience 2009, 29(37);11614-11618.

・Monk, S et al. *Amygdala and ventrolateral prefrontal cortex activation to masked angry faces in children and adolescents with generalized anxiety disorder.* Arch gen psychiatry, 2008. DOI: 10.1001/archpsyc.65.5.568.

・Ströhle, A et al. *The acute antipanic and anxiolytic activity of aerobic exercise in patients with panic disorder and healthy control subjects.* Journal of psychiatric research, 2009; 43:1013-1017.

・Tromp, D et al. *Reduced structural connectivity of a major frontolimbic pathway in generalized anxiety disorder.* Archives of General Psychiatry, 2012; 69 (9):925-934.

・Zschuncke, E et al. Psychoendocrinology 2015; 51:414-425.

【著　者】

アンダース・ハンセン（Anders Hansen）

精神科医。スウェーデンのストックホルム出身。
カロリンスカ研究所（カロリンスカ医科大学）にて医学を、ストックホルム商科大学にて企業経営を修めた。現在は精神科病院に上級医師として勤務するかたわら、多数の記事の執筆を行っている。2014年刊行の著書『HÄLSA PÅ RECEPT（健康の処方箋）』（カール・ヨハン・スンドベリとの共著、本書の前著）は、8か国で出版が予定されている。
これまでに、『ダーゲンス・インドゥストリ』（スウェーデンの経済新聞）、『E24/SvD』（スウェーデンを代表する朝刊紙のビジネス専門ウェブ版）、『レーカレ・ティードニング』（スウェーデンの医療関係者向けの雑誌）、『ブリティッシュ・メディカル・ジャーナル』などに医学研究や医薬品に関する記事を2000件以上寄稿。ラジオやテレビでも情報を発信し、とくにテレビ番組『科学の世界』への出演で有名。講演活動も精力的に行っている。
精神科医として活動するかたわら、テニス、サッカー、ランニングに励み、週に5日、少なくとも1回45分取り組むようにしている。

【訳　者】

御舩 由美子（みふね・ゆみこ）

神奈川県生まれ。訳書に『紙　二千年の歴史』『紙と人との歴史』（共訳、いずれも原書房）、『ソマリランドからアメリカを超える　辺境の学校で爆発する才能』（共訳、KADOKAWA）がある。

一流の頭脳

2018年 3月 5日 初版発行
2021年10月20日 第14刷発行

著　者　アンダース・ハンセン
訳　者　御舩由美子
発行人　植木宣隆
発行所　株式会社サンマーク出版
東京都新宿区高田馬場2-16-11
電話　03-5272-3166
印　刷　中央精版印刷株式会社
製　本　株式会社若林製本工場

定価はカバー、帯に表示してあります。落丁、乱丁本はお取り替えいたします。
ISBN978-4-7631-3673-2 C0030
ホームページ　http://www.sunmark.co.jp